Διαταραχές Ακουστικής Επεξεργασίας (ΔΑΕ)

σε παιδιά με μαθησιακές δυσκολίες
ή/και νευροαναπτυξιακές διαταραχές

Κατασκευή Εξωφύλλου: Βασιλική Ηλιάδου
Επιμ. Έκδοσης: Εκδόσεις Μέθεξις

© Copyright Εκδόσεις Μέθεξις 2015
Κεραμοπούλου 5, Θεσσαλονίκη ΤΚ 546 22
Τηλ. - Fax: 2310-278301
e-mail: info@metheksis.gr
www.metheksis.gr

ISBN: 978-960-6796-75-3

Αριθμ. Έκδοσης 82

Βασιλική Ηλιάδου

Διαταραχές Ακουστικής Επεξεργασίας (ΔΑΕ)
σε παιδιά με μαθησιακές δυσκολίες
ή/και νευροαναπτυξιακές διαταραχές

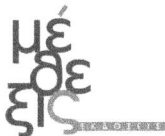

μέ
θε
ξις ΕΚΔΟΣΕΙΣ

Θεσσαλονίκη 2015

Συγγραφείς επιμέρους κεφαλαίων

Βασιλική (Βίβιαν) Ηλιάδου
Επίκουρη Καθηγήτρια Ψυχοακουστικής ΑΠΘ

Νίκος Ελευθεριάδης
ΩΡΛ-Παιδοακουλόγος

Αντιγόνη Κουρούτη
Λογοθεραπεύτρια

Καλλιόπη Απάλλα
Ψυχίατρος

Ιωάννα Σερέτη
Ειδική Παιδαγωγός

Περιεχόμενα

Κεφάλαιο 1

Τι είναι οι Διαταραχές Ακουστικής Επεξεργασίας (ΔΑΕ);

Βασιλική Ηλιάδου

Στην καθημερινή πράξη ο ειδικός που ασχολείται με τις διαταραχές λόγου και ομιλίας, καθώς και τις μαθησιακές διαταραχές, χρειάζεται σε πολλές περιπτώσεις να παραπέμψει το παιδί που παρακολουθεί για έλεγχο ακοής. Κατά κανόνα ο έλεγχος ακοής γίνεται από τον ειδικό ωτορινολαρυγγολόγο σε ένα τεχνητό περιβάλλον με ελάχιστο θόρυβο, όπως για παράδειγμα ένας ηχομονωμένος θάλαμος και με εργαστηριακούς ήχους, όπως οι απλοί τόνοι ενός ακουομετρητή.

Αυτό που ενδιαφέρει όμως είναι το πώς ακούει το παιδί στο σχολείο, στο σπίτι και στις ώρες παιχνιδιού και συναναστροφής με τους συνομηλίκους του. Η ερώτηση που προκύπτει είναι, αν ένα παιδί με φυσιολογικό ακουόγραμμα ή/και ακουστικά προκλητά δυναμικά έχει φυσιολογική ακουστική αντίληψη στο σχολείο. Η απάντηση σε αυτή την ερώτηση μπορεί να είναι αρνητική όπως θα αναδειχθεί στο βιβλίο που κρατάτε στα χέρια σας. Η απάντηση είναι πως όχι πάντα και όχι απαραίτητα. Επομένως, ενώ η διερεύνηση για την ακοή έχει γίνει, δεν υπάρχει συνήθως η γνώση πώς η τυπική εξέταση της ακοής δεν αποκλείει διαταραχή ως προς την ακουστική αντίληψη του παιδιού, οφειλόμενη για παράδειγμα στη Διαταραχή Ακουστικής Επεξεργασίας.

Το πρώτο θέμα που προκύπτει αφορά στη γνώση πιθανότητας ύπαρξης της Διαταραχής Ακουστικής Επεξεργασίας σε παιδιά με φυσιολογική τυπική εξέταση ακοής από τον ειδικό ΩΡΛ. Το δεύτερο θέμα αφορά στην ανάγκη επικοινωνίας μεταξύ των ειδικών. Η δυσκολία στην επικοινωνία των ειδικών σχετίζεται με το διαφορετικό εκπαιδευτικό υπόβαθρο και τη χρήση διαφορετικής ορολογίας. Για παράδειγμα, η χρήση του όρου «εξέταση ακοής» μπορεί να εκληφθεί με διαφορετικό τρόπο από τον ΩΡΛ, το λογοθεραπευτή, τον ειδικό παιδαγωγό, τον ψυχολόγο, τον εργοθεραπευτή κ.τ.λ. Αυτός είναι ο λόγος συγγραφής του συγκεκριμένου βιβλίου προκειμένου να προσφερθούν εξειδικευμένες γνώσεις σε όλες τις αναφερόμενες ειδικότητες και να προαχθεί η δυνατότητα επικοινωνίας μεταξύ τους σε θέματα που αφορούν την ακοή, την Παιδοακουολογία και τις Διαταραχές Ακουστικής Επεξεργασίας.

Η βιολογική βάση της Διαταραχής Ακουστικής Επεξεργασίας (ΔΑΕ) αναφέρεται κυρίως σε λειτουργική βλάβη η οποία μπορεί να ξεκινά από τα τριχωτά κύτταρα του κοχλία ή να αφορά και σημεία της κεντρικής ακουστικής νευρικής οδού. Από ταξινομικής πλευράς, η ΔΑΕ συμπεριλαμβάνεται στο ICD-10 από το 2012 με τον κωδικό Η 93.25 στις παθήσεις του αυτιού. Η πλησιέστερη διαταραχή στο DSM-5 είναι αυτή της φωνολογικής διαταραχής, η οποία οφείλεται σε αισθητηριακό-νευρολογικό έλλειμμα. Στην κλινική πράξη, η διαταραχή αφορά παιδιά που μπορεί να παρουσιάζουν σειρά δυσκολιών, όπως φαίνεται στον πίνακα 1.

Συνήθως πρόκειται για παιδιά που «ταλαιπωρήθηκαν» με ωτίτιδες στη βρεφική και πρώτη παιδική ηλικία, γεννήθηκαν πρόωρα ή άργησαν να μιλήσουν. Πολλά παιδιά με ΔΑΕ έχουν ήδη μια άλλη διάγνωση, όπως δυσλεξία, ειδική γλωσσική διαταραχή, διάσπαση προσοχής με ή χωρίς υπερκινητικότητα (ΔΕΠ-Υ).

Τα παιδιά με ΔΑΕ δεν μπορούν να εστιάσουν την αυτόματη (ακούσια) προσοχή τους στο δάσκαλο την ώρα που αναπτύσσει το μάθημα καθώς ενοχλούνται υπέρμετρα από άλλους ήχους, όπως κάποιο μολύβι που πέφτει στο δάπεδο, τους ψίθυρους των συμμαθητών τους, τα παιδιά που κάνουν γυμναστική στην αυλή, τον ήχο του ανεμιστήρα κ.α. Συχνά δίνουν την εντύπωση πως είναι αφηρημένα ή πως απαντούν σε άλλα πράγματα από αυτά που έχουν ερωτηθεί. Σε κάποιες περιπτώσεις μπορεί να είναι υπερκινητικά, να δυσκολεύονται στο να κάνουν παρέες ή να μην τους αρέσει καθόλου η μουσική και το τραγούδι.

Η ακουστική επεξεργασία δεν ταυτίζεται με την ευστροφία και την ταχύτητα απόκρισης. Παιδιά με οριακή νοημοσύνη είναι δυνατόν να έχουν φυσιολογική ακουστική επεξεργασία και παιδιά με υψηλό δείκτη νοημοσύνης να παρουσιάζουν ελλείμματα στην ακουστική επεξεργασία. Η

Παιδιά με ΔΑΕ μπορεί να δυσκολεύονται
να αντιληφθούν τμήματα της ομιλίας σε περιβάλλον με θόρυβο
να εντοπίσουν από που έρχεται ο ήχος (όταν δεν έχουν οπτική επαφή με την ηχητική πηγή)
να ακολουθήσουν προφορικές οδηγίες
να μάθουν μια ξένη γλώσσα
να εντοπίσουν τις εναλλαγές στη φωνή του ομιλητή (προκειμένου να εντοπίσουν τα σημαντικά στοιχεία που θέλει να τονίσει)
να προσέξουν στο μάθημα μέσα στη σχολική αίθουσα
να προλάβουν να γράψουν κείμενο από τον πίνακα
να μάθουν ορθογραφία και ανάγνωση
να τραγουδήσουν σωστά το αγαπημένο τους τραγούδι

διαταραχή ακουστικής επεξεργασίας εμφανίζεται με μεγάλη ετερογένεια στα παιδιά ως προς τα κλινικά χαρακτηριστικά εμφάνισής τους, τα στοιχεία στα οποία έχουν αντιληπτικά ελλείμματα και τις δυσκολίες που εμφανίζουν στο σχολείο και στις παρέες τους. Σημαντικό ρόλο στο πόσο δυσκολεύονται τα παιδιά στη διαδικασία της μάθησης παίζουν παράγοντες όπως, άλλες δεξιότητες που έχουν, συνειδητοποίηση ή μη των δυσκολιών τους, στήριξη από το οικογενειακό περιβάλλον και εναλλακτικός τρόπος προσέγγισης της μάθησης. Είναι σημαντικό να διαχωρίσουμε την έλλειψη κινήτρου ή ενδιαφέροντος για κάποια μαθήματα, που μπορεί να οδηγήσει σε χαμηλή σχολική επίδοση, από τις μαθησιακές δυσκολίες που δυνατόν να προκύψουν λόγω Διαταραχών Ακουστικής Επεξεργασίας. Ωστόσο, σε πολλές περιπτώσεις ο διαχωρισμός της ακουστικής επεξεργασίας από κάποια αναπτυξιακή διαταραχή μπορεί να είναι δύσκολος και να απαιτεί τη χρήση πληροφοριών από πολλούς ειδικούς. Η αλληλεπίδραση της βραχύχρονης μνήμης, της προσοχής, των γνωστικών ικανοτήτων και της γλωσσικής εμπειρίας μπορεί να περιπλέκει την κλινική εικόνα συγκεκριμένων περιστατικών. Λόγω της πολυπλοκότητας και των πολλών εμπλεκόμενων παραγόντων είναι απαραίτητη η συνεχιζόμενη εκπαίδευση σε θέματα που αφορούν στις Διαταραχές Ακουστικής Επεξεργασίας καθώς και η αλληλεπίδραση των διαφόρων ειδικών που ασχολούνται με τα παιδιά με μαθησιακές δυσκολίες.

Λόγω αναπτυξιακής φυσιολογίας του κεντρικού ακουστικού νευρικού συστήματος ένα παιδί μέχρι τα 13 του χρόνια δεν ακούει το ίδιο καλά την ομιλία σε περιβάλλον θορύβου όπως ένας ενήλικας. Για το λόγο αυτό το παιδί θα χρειαστεί μεγαλύτερη ένταση ομιλίας για δεδομένη ένταση θορύβου από ότι ένας ενήλικας προκειμένου να αντιληφθεί τι έχει ειπωθεί. Εναλλακτικά, θα χρειαζόταν μικρότερη ένταση θορύβου, το οποίο δύσκολα επιτυγχάνεται στις σύγχρονες σχολικές αίθουσες. Σε αυτή την δυσκολία θα πρέπει να προστεθεί και η συνεχής έκθεση του παιδιού σε νέους όρους, λέξεις και νοήματα η οποία καθιστά αναγκαία την ύπαρξη κατάλληλων ακουστικών συνθηκών προκειμένου όλα τα παραπάνω να γίνουν αντιληπτά.

Ωστόσο, οι Διαταραχές Ακουστικής Επεξεργασίας (ΔΑΕ) δεν είναι ιδιαίτερα γνωστές και σε πολλές περιπτώσεις γονείς, εκπαιδευτικοί, λογοθεραπευτές, λογοπεδικοί, εργοθεραπευτές και ψυχολόγοι δεν γνωρίζουν την πιθανότητα δυσκολίας στην αντίληψη ήχων και ομιλίας σε δύσκολες ακουστικές συνθήκες. Αυτό πολλές φορές οδηγεί στην ερμηνεία της δυσκολίας του παιδιού ως διάσπαση προσοχής, έλλειψη ενδιαφέροντος, χαμηλού νοητικού επιπέδου, κ.α. Οι ΔΑΕ είναι συγκεκριμένες διαταραχές που μπορούν να διαγνωστούν με σταθμισμένες δοκιμασίες από τον ειδικό ΩΡΛ-ακουολόγο με γνώσεις σε θέματα κεντρικού ακουστικού νευρικού συστήματος, αναπτυξιακής φυσιολογίας και αντίληψης της ομιλίας σε θόρυβο. Η αντιμετώπισή τους είναι εξατομικευμένη με βάση τα ελλείμματα ακουστικής επεξεργασίας που παρουσιάζουν, τις ιδιαιτερότητες του κάθε παιδιού και του οικογενειακού του περιβάλλοντος και τις δυνατότητες εναλλακτικής προσέγγισης της μάθησης στη σχολική τάξη. Η προσέγγιση αυτή αφορά τα τρέχοντα επιστημονικά δεδομένα και προσφέρει το καλύτερο δυνατό αποτέλεσμα ως προς την βελτίωση των ικανοτήτων του παιδιού με μαθησιακά προβλήματα. Ωστόσο, ο ειδικός θα πρέπει να παρακολουθεί τις ερευνητικές εξελίξεις και να προσαρμόζει τη διάγνωση και την αντιμετώπιση που προσφέρει ανάλογα.

Σημεία κλειδιά

1. Οι ΔΑΕ αφορούν δυσκολίες στην επεξεργασία της ηχητικής πληροφορίας.

2. Οι ΔΑΕ εμφανίζονται και σε παιδιά με φυσιολογική ακοή.

3. Οι ΔΑΕ μπορούν να συνυπάρχουν και με άλλες διαταραχές ή μαθησιακές δυσκολίες.

4. Η κεντρική ακουστική οδός ωριμάζει μετά τα 13 χρόνια.

5. Η διάγνωση των ΔΑΕ γίνεται από ειδικό ΩΡΛ-Ακουολόγο εξειδικευμένο στην ψυχοακουστική.

Διαταραχή Ακουστικής Επεξεργασίας (ή Κεντρική Διαταραχή Ακουστικής Επεξεργασίας)

Ορισμοί

Η πρώτη καταγραφή της πιθανότητας παθολογικής δυσκολίας αντίληψης της ομιλίας σε θόρυβο με φυσιολογική ακουστική ευαισθησία (φυσιολογικό τονικό ακουόγραμμα) έρχεται από τον Dr. Helmet Myklebust's (1954) ο οποίος κάνει την παρατήρηση σε παιδιά σχολικής ηλικίας. Την ίδια χρονιά υπάρχει η αναγνώριση της ύπαρξης της ΔΑΕ σε ενήλικες ασθενείς με νευρολογικές και νευροχειρουργικές παθήσεις από τον Bocca.

Έχουν διατυπωθεί πολλοί ορισμοί από συλλόγους, ακαδημίες και επιστημονικές Εταιρείες στην Αμερική και την Ευρώπη αναφορικά με τη (Κεντρική) Διαταραχή Ακουστικής Επεξεργασίας. Ο προσδιορισμός «κεντρική» σε άλλες περιπτώσεις χρησιμοποιείται και σε άλλες όχι. Η χρήση του όρου «κεντρική» τονίζει πως πρόκειται για ακουστική διαταραχή που αφορά δομές κεντρικότερα του ακουστικού νεύρου, δηλαδή από το ακουστικό νεύρο προς τον εγκέφαλο. Καθώς, έχουν παρατηρηθεί περιπτώσεις ΔΑΕ με βλάβες στο επίπεδο των έξω τριχωτών κυττάρων του κοχλία (τα οποία ανήκουν στο περιφερικό ακουστικό σύστημα), ο όρος σε αρκετές περιπτώσεις παραλείπεται. Επιπλέον, διαφορετικές ειδικότητες θεωρούν ως κεντρικό ότι επικεντρώνεται αποκλειστικά στον εγκεφαλικό φλοιό, οπότε σε αυτή την περίπτωση ο όρος μπορεί να δημιουργήσει σύγχυση. Παρ' όλα αυτά, είτε χρησιμοποιείται είτε όχι, αναφέρεται στην ίδια διαταραχή.

Οι αρχικοί ορισμοί για τη ΔΑΕ ήταν κυρίως λίστες ελλειμμάτων που μπορούσαν να εμφανιστούν στη διαταραχή. Τα τελευταία χρόνια γίνεται μια προσπάθεια διατύπωσης περιεκτικότερων ορισμών με αναφορά στην αιτιολογία της διαταραχής, αλλά και προσπάθεια διάκρισης διαφορετικών τύπων. Ο πλησιέστερος και περισσότερο ευνόητος στην κλινική πράξη ορισμός των ΔΑΕ είναι αυτός της Βρετανικής Ακουολογικής Εταιρείας. Ο ενδιαφερόμενος αναγνώστης μπορεί να ανατρέξει και σε άλλους ορισμούς (Βιβλιογραφία). Η Βρετανική Ακουολογική Εταιρεία αναφέρει πως η Διαταραχή Ακουστικής Επεξεργασίας *χαρακτηρίζεται από φτωχή αντίληψη ήχων (λεκτικών και μη), οφείλεται σε μειωμένη νευρική λειτουργία και έχει επίπτωση στην καθημερινή ζωή πρωτίστως μέσω μειωμένης αντίληψης για ακρόαση και δυνατότητας κατάλληλης απόκρισης στους ήχους.* Υπάρχουν τρεις κατηγορίες ΔΑΕ:

1. Αναπτυξιακή ΔΑΕ: Εμφανίζεται κυρίως στην παιδική ηλικία με φυσιολογική ακουστική ευαισθησία (φυσιολογική ακοή, φυσιολογικό ακουόγραμμα) χωρίς την ύπαρξη γνωστής αιτίας. Αυτή η κατηγορία μπορεί να επεκταθεί και στην ενήλικη ζωή.

2. Επίκτητη ΔΑΕ: Περιπτώσεις με γνωστή αιτιολογία (π.χ. νευρολογική βλάβη, φλεγμονή) που μπορούν να εξηγήσουν πειστικά την εμφάνιση της ΔΑΕ.

3. Δευτερογενής ΔΑΕ: Περιπτώσεις που μπορεί να εμφανιστούν κατά τη διάρκεια ή ως αποτέλεσμα περιφερικής απώλειας ακοής. Εδώ συμπεριλαμβάνεται και η περίπτωση παροδικής απώλειας της ακοής (εκκριτική ωτίτιδα ή ωτοσκλήρυνση που έχει αποκατασταθεί χειρουργικά).

Ερωτήσεις για περαιτέρω προβληματισμό

1. Ποια ήταν έως τώρα η εντύπωση σας για την ακουστική αντίληψη/επεξεργασία και πώς διαμορφώνεται μετά την ανάγνωση του παρόντος κεφαλαίου;

2. Έχετε ασχοληθεί με παιδιά τα οποία παρουσιάζουν κάποιες από τις δυσκολίες που αναφέρονται στον Πίνακα 1;

3. Πώς θα επηρεαζόταν η προσέγγισή σας αν ρωτούσατε ενεργητικά για την ύπαρξη δυσκολιών όπως αναφέρονται στον Πίνακα 1;

4. Ανατρέξτε στο παράρτημα Α και διαβάστε το ερωτηματολόγιο CHAPS. Θεωρείτε ότι θα σας βοηθούσε στην ανίχνευση παιδιών με πιθανή ΔΑΕ, ώστε να τα παραπέμψετε για διαγνωστικό έλεγχο στον ειδικό;

5. Πώς επηρεάζεται η αντίληψή σας για την ακουστική επεξεργασία από το γεγονός ότι ωριμάζει μετά τα 13 χρόνια;

6. Πώς διαμορφώνεται η προσέγγισή σας από το γεγονός ότι οι ΔΑΕ μπορεί να συνυπάρχουν με άλλες διαταραχές όπως δυσλεξία, ΔΕΠ-Υ κ.λ.π.;

7. Θεωρείτε ότι το ακουόγραμμα είναι επαρκές για τη μελέτη της ακουστικής επεξεργασίας;

8. Πώς αλλάζει η προσέγγισή σας από το γεγονός ότι παιδιά με φυσιολογική ακοή μπορεί να έχουν ΔΑΕ;

Κεφάλαιο 2

Αιτιολογία εμφάνισης της ΔΑΕ στα παιδιά και συνύπαρξη με νευροαναπτυξιακές διαταραχές

Βασιλική Ηλιάδου

Η διερεύνηση της αιτίας μιας διαταραχής αποτελεί βασική προϋπόθεση για μια αποτελεσματική θεραπεία.

Ένας αδρός, αλλά βασικός διαχωρισμός των ΔΑΕ είναι από τη μία πλευρά η εμφάνισή τους χωρίς κάποια συγκεκριμένη νευρολογική βλάβη, διαφοροποίηση ή υπόβαθρο και από την άλλη η σαφής ύπαρξη νευρολογικής βάσης της διαταραχής. Στα παιδιά είναι σημαντικό να διερευνάται η εμφάνιση της διαταραχής αν είναι πρόσφατη ή παλαιότερη, καθώς με τον τρόπο αυτό μπορεί να αναζητηθεί κάποιο συγκεκριμένο αίτιο, π.χ. κρανιοεγκεφαλική κάκωση που οδήγησε στην εκδήλωση των ΔΑΕ, ή αν απλά τα συμπτώματα των ΔΑΕ προϋπάρχουν χωρίς να μπορεί να προσδιοριστεί χρονικά από πότε. Στη δεύτερη περίπτωση, οι ΔΑΕ θεωρούνται αναπτυξιακής αιτιολογίας με την έννοια ότι συνδέονται με την αναπτυξιακή πορεία του παιδιού, ακόμα κι αν δεν είναι εφικτό να προσδιοριστεί το αίτιο εμφάνισής τους.

Πιο συγκεκριμένα η ΔΑΕ μπορεί:

i. *να οφείλεται σε νευροανατομική βλάβη, π.χ. σε συγκεκριμένη βλάβη στον εγκεφαλικό φλοιό (παράδειγμα Iliadou et al 2008),*

ii. *να οφείλεται σε νευροανατομική διαφοροποίηση, π.χ.* παιδιά με ιστορικό προωρότητας έχουν αυξημένες πιθανότητες λέπτυνσης του μεσολοβίου στο οπίσθιο τριτημόριο τους, απ' όπου περνούν οι ίνες για τη μεταφορά της ακουστικής πληροφορίας μεταξύ των δύο εγκεφαλικών ημισφαιρίων,

iii. *να είναι επίκτητη, π.χ.* ως αποτέλεσμα επαναλαμβανόμενων επεισοδίων εκκριτικής ωτίτιδας σε κρίσιμες χρονικές περιόδους για την ανάπτυξη του λόγου και την κατάκτηση της γλώσσας κατά τη διάρκεια της παιδικής ηλικίας,

iv. *να είναι ιδιοπαθής,* δηλαδή αγνώστου αιτιολογίας.

Η αναζήτηση της αιτίας δεν είναι πάντα εύκολη, καθώς προϋποθέτει τη συλλογή πληροφοριών από τους γονείς για γεγονότα που έχουν συμβεί χρόνια πριν. Αυτό σε συνδυασμό με τον χαμηλό δείκτη υποψίας για την συγκεκριμένη διαταραχή οδηγεί σε πολλές περιπτώσεις σε παραλείψεις και στην κατηγοροποίηση αρκετών περιστατικών με ΔΑΕ στην τέταρτη κατηγορία (ιδιοπαθής ΔΑΕ).

Υπάρχει και μια πέμπτη κατηγορία (v) όπου η *ΔΑΕ συνυπάρχει με νευροαναπτυξιακές διαταραχές, π.χ.* διαταραχή αυτιστικού φάσματος, δυσλεξία, ειδική γλωσσική διαταραχή, διάσπαση προσοχής (ΔΕΠ-Υ). Στη συγκεκριμένη κατηγορία δεν είναι πάντα εφικτή η διάκριση αιτίας και αποτελέσματος.

Η καταγραφή συγκεκριμένης νευρολογικής βλάβης ή διαφοροποίησης στην κεντρική ακουστική νευρική οδό, η οποία μπορεί να βρίσκεται από το εγκεφαλικό στέλεχος έως και τον εγκεφαλικό φλοιό, αποτελεί μια πιο ξεκάθαρη περίπτωση Διαταραχής Ακουστικής Επεξεργασίας. Ωστόσο, αυτές οι περιπτώσεις είναι οι πιο σπάνιες. Στην κατηγορία αυτή ανήκει το σύνδρομο Landau-Kleffner. Παιδιά με αυτό το σύνδρο-μο αναπτύσσονται φυσιολογικά μέχρι την ηλικία των 3-7 ετών και στη συνέχεια εμφανίζουν σταδιακή ή απότομη αφασία με απώλεια γλωσσι-κών δεξιοτήτων και ακουστικής αντίληψης με συνοδή ακουστική αγνω-σία. Χαρακτηριστικό του συνδρόμου είναι το παθολογικό ηλεκτρο-εγκεφαλογράφημα μονόπλευρα ή αμφοτερόπλευρα με επικέντρωση στις κροταφικές περιοχές. Τα παιδιά αυτά έχουν παθολογική διχωτική ακοή ετερόπλευρα (στο αντίθετο αυτί) προς την βλάβη της κροταφι-κής περιοχής. Η ύπαρξη όγκου του κεντρικού ακουστικού νευρικού συστήματος ή επιληψίας εντοπισμένης στον κροταφικό λοβό μπορεί να δώσει και συμπτωματολογία ΔΑΕ, η οποία σε πολλές περιπτώσεις δεν γίνεται αντιληπτή καθώς υπάρχουν πιο σοβαρά και έντονα νευρολογι-κά συμπτώματα. Σε περιπτώσεις κλειστού τραύματος έχουν καταγρα-φεί προβλήματα ως προς την ακουστική μνήμη και τη διάκριση, όπως επίσης και ακουστικής ανάλυσης και σύνθεσης σε ποσοστό 72% των παιδιών (Penn et al 2009).

Παιδιά που γεννιούνται *πρόωρα* έχουν αυξημένες πιθανότητες λέ-πτυνσης του μεσολοβίου συγκρινόμενα με τελειόμηνα παιδιά. Επιπλέ-ον παράγοντας που μπορεί να οδηγήσει σε λέπτυνση του μεσολοβίου είναι το *χαμηλό βάρος γέννησης.* Το μεσολόβιο είναι ιδιαίτερα ευαίσθη-το στην περιγεννητική ισχαιμία και λόγω θέσης συχνά υπάρχει αιμορ-ραγική εστία κοντά σε αυτό. Αποτέλεσμα της λέπτυνσης είναι χαμηλή απόδοση των παιδιών αυτών στη διάκριση συχνοτήτων και διάρκειας ήχων, αλλά και σε λεκτικές δοκιμασίες που απαιτούν άμεση απόκριση. Δεν θα πρέπει να διαφεύγει του ελέγχου για ακουστική επεξεργασία παιδί με ιστορικό προωρότητας και μαθησιακές δυσκολίες καθώς μπο-ρεί να παρουσιάζει Διαταραχή Ακουστικής Επεξεργασίας στη βάση μορφολογικών ανωμαλιών στον εγκέφαλο ως αποτέλεσμα περιγεννητικών ή νεογνικών επιπλοκών.

Τα επαναλαμβανόμενα επεισόδια εκκριτικής ωτίτιδας κατά την χρονική περίοδο που το παιδί μαθαίνει την γλώσσα μπορεί να έχουν επιπτώσεις στη δυνατότητα του παιδιού να εκφέρει σωστά κάποια σύμφωνα, να τα διαχωρίσει με επιτυχία (με αποτέλεσμα να τα μπερδεύει και να χρησιμοποιεί λάθος σύμφωνο σε κάποιες περιπτώσεις), να παρουσιάζει ακουστικά προβλήματα πρόσληψης των καταλήξεων των λέξεων (που συχνά εμπεριέχουν σύμφωνα). Η γενική εικόνα μπορεί να είναι ενός παιδιού που χρησιμοποιεί μέρος των λέξεων κατά την ομιλία του και δεν τις εκφέρει σωστά. Ανάλογα με τον βαθμό βαρηκοΐας που προκαλείται από την εκκριτική ωτίτιδα, τα προβλήματα μπορεί να είναι από ήπια έως σοβαρά. Σε κάθε περίπτωση το παιδί ακούει σε χαμηλότερη ένταση αυτά που του λέμε και όχι τόσο καθαρά. Αν ακούει με αυτό τον τρόπο λέξεις και φράσεις που ήδη γνωρίζει (πριν την εμφάνιση της εκκριτικής ωτίτιδας), τότε δεν υπάρχει κάποιο ιδιαίτερο θέμα. Αν όμως ακούει καινούργιες λέξεις και έννοιες, τότε θα έχει πρόβλημα στο να μάθει να τις λέει σωστά, να τις επαναλαμβάνει και ίσως και πρόβλημα κατανόησης της σημασίας τους. Αναλυτικά στοιχεία για τις εκκριτικές ωτίτιδες υπάρχουν σε ξεχωριστό κεφάλαιο (κεφάλαιο 8).

Όταν υπάρχει προηγουμένως άλλη διάγνωση, όπως αυτή μιας *αναπτυξιακής διαταραχής,* τότε η διαγνωστική προσέγγιση για την ικανότητα του παιδιού ως προς τα διάφορα στοιχεία της ακουστικής επεξεργασίας θα πρέπει να είναι ιδιαίτερα προσεκτική. Είναι σκόπιμο στις περιπτώσεις αυτές να γίνει προσεκτική εξέταση, καταβάλλοντας κάθε δυνατή προσπάθεια να ελαχιστοποιηθούν παράγοντες που αφορούν την βραχύχρονη μνήμη, την προσοχή, το κίνητρο και τη διάθεση για συμμετοχή στην εξεταστική διαδικασία από μέρους του εξεταζόμενου παιδιού. Ιδιαίτερα χρήσιμη είναι η επιπλέον εφαρμογή αντικειμενικών ακουολογικών εξετάσεων, τόσο για την εξασφάλιση της φυσιολογικής λειτουργίας του κοχλία και για την ακεραιότητα της κεντρικής ακουστικής νευρικής οδού, όσο και για έλεγχο της δυνατότητας καταστολής των ωτοακουστικών εκπομπών που μπορεί να αποτελεί δείκτη αντίληψης ομιλίας σε περιβάλλον θορύβου. Ο έλεγχος για ύπαρξη ΔΑΕ σε περιπτώσεις όπου προϋπάρχει άλλη διάγνωση μπορεί να αντιμετωπιστεί πολλές φορές με αμφισβήτηση σε ό,τι αφορά τη δυνατότητα διαχωρισμού της επεξεργασίας της ακουστικής πληροφορίας από τα υπόλοιπα προβλήματα που έχει το παιδί και μπορεί να είναι βασικά χαρακτηριστικά της αναπτυξιακής του διαταραχής. Ωστόσο, ο προσδιορισμός ύπαρξης ΔΑΕ μπορεί να συμβάλλει στη στοχευμένη και εξατομικευμένη αντιμετώπιση των ελλειμμάτων του παιδιού, γεγονός που μπορεί να διευκολύνει την καθημερινότητά του και τη δυνατότητα μάθησης από την πλευρά του.

Σύμφωνα με το ταξινομικό σύστημα για τις ψυχιατρικές παθήσεις (DSM 5) δύο είναι οι βασικές διαγνωστικές κατηγορίες συμπτωμάτων που παρουσιάζονται στα παιδιά με διάγνωση στο *φάσμα του αυτισμού*: τα ελλείμματα στην κοινωνική αλληλεπίδραση και οι στερεοτυπίες ως προς την συμπεριφορά. Συμπτώματα που άπτονται αισθητηριακών ελλειμμάτων δεν συμπεριλαμβάνονται στα βασικά χαρακτηριστικά, αν και αναφέρονται συχνά, οδηγούν τα παιδιά σε απογοήτευση και είναι κυρίως προβλήματα ακουστικής αντίληψης. Η μόνη αναφορά σε αισθητηριακά συμπτώματα αφορά στην υπερ- ή υπο-αντιδραστικότητα σε αισθητηριακά ερεθίσματα, η οποία μοιάζει να προσδιορίζει το «πρόβλημα» στην αντίδραση του παιδιού στους ήχους και δεν αφήνει περιθώριο διερεύνησης της ακουστικής αντίληψης συνολικά για τον προσδιορισμό λειτουργικών ελλειμμάτων. Σε μεγάλη πολυκεντρική μελέτη στη Μεγάλη Βρετανία 65,8% των παιδιών με αυτισμό είχαν υπερακουσία και 76,8% είχαν αρνητικές αντιδράσεις σε περιβάλλον με θόρυβο ή ανταγωνιστικά ακουστικά ερεθίσματα. Επιπλέον, το παράδειγμα που εντάσσει τα συγκεκριμένα -ιδιαίτερα συχνά- συμπτώματα στη διαγνωστική προσέγγιση του παιδιού με αυτιστικό φάσμα τονίζει γενικά τα αισθητηριακά συμπτώματα και δεν αναφέρει τον όρο υπερακουσία καθόλου. Αυτό το γεγονός καθιστά απαραίτητη τη γνώση των λεπτομερειών των νέων δεδομένων από τον ψυχίατρο που θα θέσει τη διάγνωση. Η ύπαρξη αρνητικών αντιδράσεων σε περιβάλλον με θόρυβο ή πολλαπλά ανταγωνιστικά ακουστικά ερεθίσματα δημιουργεί το ερώτημα κατά πόσο αυτό δείχνει *αντιληπτικό πρόβλημα στο διαχωρισμό της ομιλίας στόχου από τα υπόλοιπα ηχητικά ερεθίσματα*. Κάτι τέτοιο είναι βασικό χαρακτηριστικό της Διαταραχής Ακουστικής Επεξεργασίας. Η αντίληψη της ομιλίας του δασκάλου μέσα σε μια σχολική αίθουσα κατά τη διάρκεια του μαθήματος επηρεάζεται ανάμεσα σε άλλους παράγοντες και από τα υπόλοιπα ανταγωνιστικά ηχητικά ερεθίσματα (ομιλία παιδιών μεταξύ τους, ψίθυροι, θόρυβος από μετακίνηση βιβλίων, ξεφύλλισμα τετραδίων, θόρυβος από κίνηση αυτοκινήτων, κ.α.). Όλα αυτά τα ηχητικά ερεθίσματα συνολικά δίνουν την «ακουστική εικόνα» θορύβου. Η αντίληψη ομιλίας σε ανάλογες συνθήκες είναι πιο εύκολη για ένα παιδί με φυσιολογική ακοή και ακουστική επεξεργασία όταν ο θόρυβος είναι μεταβαλλόμενος. Αυτό συμβαίνει γιατί κατά την εκφορά της ομιλίας σε περιβάλλον μεταβαλλόμενου θορύβου, η ομιλία έχει τη δυνατότητα να ξεχωρίσει από τον θόρυβο στις χρονικές στιγμές που η έντασή του μειώνεται σημαντικά. Επιπλέον, ανάλογα με τις συχνότητες που κυριαρχούν στο θόρυβο οι συχνότητες της ομιλίας είναι δυνατόν να αναδυθούν στην επιφάνεια, με αποτέλεσμα το παιδί με φυσιολογική ακουστική επεξεργασία να επιτυγχάνει τον διαχωρισμό της ομιλίας στόχου από τον θόρυβο. Όταν ο θόρυβος είναι σταθερός τα παιδιά με διάγνωση στο φάσμα του αυτισμού έχουν την ίδια ικανότητα αντίληψης ομιλίας με τα τυπικά αναπτυσσόμενα παιδιά. Σε περίπτωση όμως μεταβαλλόμενου θορύβου τα παιδιά με αυτισμό χρειάζονται 2-4 decibel (dB) παραπάνω σε ένταση ομιλίας προκειμένου να έχουν ανάλογα αντιληπτικά αποτελέσματα με τα τυπικά αναπτυσσόμενα παιδιά. Αξίζει να σημειωθεί ότι αύξηση της έντασης κατά 3 dB αντιστοιχεί σε διπλασιασμό της έντασης της ομιλίας. Αυτή η διαφορά είναι μεγάλη και μπορεί να συμβάλλει στη διαμόρφωση προβλημάτων ως προς την μάθηση και την επικοινωνία των παιδιών καθημερινά. Στην πράξη, τα παιδιά με διάγνωση στο φάσμα του αυτισμού θα έχουν χαμηλότερη πρόσληψη ακουστικών πληροφοριών καθώς οι συνθήκες είναι δεδομένες και δεν υπάρχει η δυνατότητα αύξησης της έντασης της ομιλίας που απευθύνεται σε αυτά. Επιπρόσθετα, η ανάπτυξη των φωνολογικών δεξιοτήτων των παιδιών με ανώριμο κεντρικό ακουστικό νευρικό σύστημα θα επηρεαστεί αρνητικά (Talcott et al, 2002).

Τα παιδιά με Δυσλεξία είναι καταγεγραμμένο πως έχουν ελλείμματα ως προς την ακουστική επεξεργασία που μπορεί να επηρεάζουν στοιχεία χρονικής επεξεργασίας (ταχείας ή μη), διάκριση συχνοτήτων και αντίληψη φωνημάτων ή μη-λεκτικών ανάλογων. Μειωμένη δραστηριότητα στην αριστερή κροταφοβρεγματική περιοχή καταγράφεται σε παιδιά και ενήλικες με δυσλεξία ανεξάρτητα από γλωσσικό ή πολιτισμικό υπόβαθρο (Iliadou et al, 2003) με συνοδό διαταραχή της επεξεργασίας σε νευρικό επίπεδο ταχέως εναλλασσόμενων ακουστικών ερεθισμάτων (ακουστικά προκλητά δυναμικά event-related και ηλεκτροεγκεφαλογράφημα). Σε ορισμένες μελέτες η καταγραφή των ΔΑΕ σε δυσλεξία αναδεικνύει την ύπαρξή τους σε όλα τα παιδιά με δυσλεξία, ενώ σε άλλες μελέτες σε μια υπο-ομάδα και σε ποσοστό που κυμαίνεται από 40% έως 50%. Μεγάλο βάρος της έρευνας έχει μετατοπιστεί στον προσδιορισμό της πιθανής αιτιολογικής συσχέτισης των δύο διαταραχών χωρίς όμως ξεκάθαρο αποτέλεσμα. Είναι η ΔΑΕ που οδηγεί στη δυσλεξία; Ή είναι η δυσλεξία που δεν επιτρέπει στα παιδιά να συνεργαστούν σωστά κατά τη διαγνωστική προσέγγιση για προσδιορισμό της ακουστικής επεξεργασίας; Ή μήπως υπάρχει κάποιο κοινό αίτιο που προκαλεί και τις δύο διαταραχές; Η ερμηνεία των αποτελεσμάτων διαφόρων ερευνών έχει οδηγήσει κάποιους επιστήμονες στην ακραία άποψη ότι οι δύο διαταραχές δεν σχετίζονται καθόλου. *Καθώς δεν είναι ξεκάθαρο αν και πώς σχετίζονται η ΔΑΕ και η δυσλεξία, στο παρόν επίπεδο είναι σημαντικό να γίνεται διερεύνηση για την ύπαρξη ΔΑΕ σε κάθε παιδί με δυσλεξία προκειμένου να αντιμετωπιστούν στοχευμένα και εξατομικευμένα τα ελλείμματα ακουστικής επεξεργασίας που τυχόν παρουσιάζει και να βοηθηθεί σε πρακτικό καθημερινό επίπεδο.*

Η *Ειδική Γλωσσική Διαταραχή* (ΕΓΔ) χαρακτηρίζεται από μη φυσιολογική ανάπτυξη γλωσσικών δεξιοτήτων χωρίς να υπάρχει νευρολογική πάθηση, απώλεια ακοής ή χαμηλό επίπεδο νοημοσύνης. Σε πολλές περιπτώσεις παιδιά με ειδική γλωσσική διαταραχή παρουσιάζουν ΔΑΕ. Ο τρόπος διάγνωσης της ΕΓΔ:

i. δεν θέτει καθόλου το θέμα της ακουστικής επεξεργασίας, για παράδειγμα θα μπορούσε η διαταραχή στην ανάπτυξη των γλωσσικών δεξιοτήτων να είναι αποτέλεσμα της ύπαρξης ΔΑΕ,

ii. όταν αναφέρεται σε απώλεια ακοής, φαίνεται να περιορίζεται σε μόνιμη νευροαισθητήρια βαρηκοΐα χωρίς να λαμβάνει υπόψη την βαρηκοΐα αγωγιμότητας που είναι εξαιρετικά συχνή στα παιδιά πρώτης σχολικής ηλικίας και δυνατόν να επηρεάζει την φυσιολογική ανάπτυξη της γλώσσας και

iii. ως προς την νευρολογική πάθηση στηρίζεται στον αποκλεισμό της μόνο με βάση τις πληροφορίες των γονέων και δεν έχει συγκεκριμένη διαγνωστική προσέγγιση (π.χ. νευρολογική κλινική εξέταση ή απεικονιστική καταγραφή του νευρικού συστήματος με αξονική ή μαγνητική τομογραφία). Σημαντικές δυσκολίες έχουν καταγραφεί σε παιδιά με ΕΓΔ ως προς την ακουστική διάκριση τόσο σε γλωσσικά όσο και σε μη-γλωσσικά ερεθίσματα μέσω προκλητών ακουστικών δυναμικών και συγκεκριμένα του αρνητικού επάρματος MMN. Τα στοιχεία αυτά αποτελούν ενδείξεις συνύπαρξης της φωνολογικής διαταραχής με διαταραχή ως προς την επεξεργασία μη-γλωσσικών ερεθισμάτων (Davids et al, 2011).

Υπάρχουν περιπτώσεις κατά τις οποίες ένα παιδί παραπέμπεται ως ύποπτο για ΔΑΕ έχοντας ήδη τη *διάγνωση της διάσπασης προσοχής με ή χωρίς υπερκινητικότητα (ΔΕΠ-Υ).* Η διαγνωστική προσέγγιση για ΔΑΕ θα πρέπει να εστιάσει στο συγκεκριμένο στοιχείο της ακουστικής προσοχής και να αναδείξει τυχόν προβλήματα ως προς την ακουστική επεξεργασία και άλλων στοιχείων. Το ερώτημα που πρέπει να απαντηθεί είναι αν υπάρχει η δυνατότητα παρέμβασης με ακουστική εκπαίδευση, η οποία να βελτιώσει και την εικόνα της διάσπασης προσοχής. Οι πραγματικά ακραίες περιπτώσεις ΔΕΠ-Υ απλώς δε θα καταφέρουν να ολοκληρώσουν τις διαγνωστικές δοκιμασίες. Ωστόσο, υπάρχουν παιδιά με διάγνωση ΔΕΠ-Υ που θα ολοκληρώσουν με επιτυχία τις διαγνωστικές ψυχοακουστικές δοκιμασίες και θα έχουν και ιδιαίτερα υψηλά ποσοστά στη δοκιμασία της διχωτικής ακοής με αριθμούς. Η τελευταία αυτή δοκιμασία θέτει ιδιαίτερες απαιτήσεις στην προσοχή του εξεταζόμενου. Στις περιπτώσεις όπου η ΔΕΠ-Υ αντιμετωπίζεται με φαρμακευτική αγωγή διευκολύνεται ο προσδιορισμός της ύπαρξης ΔΑΕ.

Ερωτήσεις για περαιτέρω προβληματισμό

1. Αναφέρετε τις αιτιολογικές κατηγορίες των Διαταραχών Ακουστικής Επεξεργασίας.

2. Αναφέρετε τα χαρακτηριστικά του συνδρόμου Landau-Kleffner. Θεωρείτε ότι μπορεί να δημιουργηθεί σύγχυση με το φάσμα του αυτισμού;

3. Αναφέρετε ορισμένα αίτια τα οποία μπορεί να προκαλέσουν λέπτυνση του μεσολοβίου. Ποιος είναι ο ρόλος του μεσολοβίου στην ακουστική επεξεργασία;

4. Ποιες είναι οι εκδηλώσεις των επαναλαμβανόμενων επεισοδίων εκκριτικής ωτίτιδας όσον αφορά την ομιλία και τη γλώσσα;

5. Πόσο συχνά είναι τα προβλήματα υπερακουσίας και αρνητικών αντιδράσεων σε περιβάλλον θορύβου παιδιών στο φάσμα του αυτισμού;

6. Ποιες είναι οι διαφορές αντίληψης της ομιλίας σε σταθερό και μεταβαλλόμενο θόρυβο παιδιών με φυσιολογική ακουστική επεξεργασία και παιδιών στο φάσμα του αυτισμού;

7. Πόσα dB μεγαλύτερη ένταση ομιλίας χρειάζονται τα παιδιά στο φάσμα του αυτισμού όταν βρίσκονται σε περιβάλλον μεταβαλλόμενου θορύβου;

8. Θεωρείτε ότι υπάρχουν αδυναμίες στον τρόπο με τον οποίο τίθεται η διάγνωση της Ειδικής Γλωσσικής Διαταραχής; Αν ναι, ποιες είναι αυτές και πώς μπορείτε να τις αντιμετωπίσετε;

Κεφάλαιο 3

Συμπτώματα και προφίλ παιδιών με ΔΑΕ

Βασιλική Ηλιάδου

Η ΔΑΕ είναι δυνατόν να θεωρηθεί μια ψυχική διαταραχή, όπως αυτή ορίζεται στο DSM 5[*], δηλαδή μια κλινικά σημαντική διαταραχή στις γνωστικές λειτουργίες, τη ρύθμιση των συναισθημάτων ή τη συμπεριφορά, η οποία αντανακλά σε *ψυχολογική, βιολογική ή αναπτυξιακή δυσλειτουργία. Τα συμπτώματα που παρουσιάζουν τα παιδιά με ΔΑΕ είναι σημαντικά προκειμένου να τεθεί η υποψία για την ύπαρξη της διαταραχής. Ωστόσο, η διάγνωση δεν μπορεί να βασιστεί αποκλειστικά στα συμπτώματα και την κλινική εικόνα του παιδιού, καθώς αυτά είναι δυνατόν να είναι αποτέλεσμα διαφορετικών αιτιών, συνδρόμων ή διαταραχών. Η διάγνωση θα βασιστεί σε σταθμισμένες δοκιμασίες, οι οποίες θα αναδείξουν ή θα αποκλείσουν την ύπαρξη ΔΑΕ με τη μορφή συγκεκριμένων ελλειμμάτων στα διάφορα στοιχεία της ακουστικής επεξεργασίας με βάση την ηλικία του εξεταζόμενου παιδιού.*

---

[*] DSM 5: Σύστημα ταξινόμησης των ψυχικών παθήσεων του Αμερικανικού Ψυχιατρικού Συλλόγου με διεθνή χρήση.

Το πιο ευδιάκριτο σύμπτωμα στις ΔΑΕ είναι η *παθολογική δυσκο-λία στην αντίληψη ομιλίας σε θόρυβο.* Φυσιολογικά κάθε άνθρωπος δυσκολεύεται να ακούσει κάποιον όταν αυτός μιλάει σε περιβάλλον με θόρυβο, μουσική ή/και ομιλία άλλων ανθρώπων. Ιδιαίτερα κάποια παιδιά δυσκολεύονται περισσότερο από το φυσιολογικό σε συνθήκες ανταγωνιστικών ηχητικών ερεθισμάτων, με αποτέλεσμα να δυσκο-λεύονται να ακούσουν και να αντιληφθούν σωστά διάφορες λέξεις προκειμένου να αναπτύξουν σωστά τη γλώσσα και την ομιλία τους. Τα παιδιά με το συγκεκριμένο σύμπτωμα μπορεί να ρωτούν συνεχώς «τι είπες;» ή απλώς «τι;», να δυσκολεύονται να μιλήσουν καθαρά, να απαντούν σε άλλα από αυτά που ρωτήθηκαν και τέλος, να δυσκο-λεύονται να μάθουν καινούργιες λέξεις. Το σύμπτωμα αυτό είναι πιο έντονο όταν η σχολική τάξη αποτελείται από μεγάλο αριθμό παιδιών, το παιδί κάθεται μακριά από τον εκπαιδευτικό ή με γυρισμένη πλάτη προς αυτόν, κάθεται κοντά σε παιδιά που μιλούν συχνά μεταξύ τους ή σε υπερκινητικούς συμμαθητές.

Η δυσκολία στο να εντοπίσει το παιδί την πηγή του ήχου είναι ένα άλλο σύμπτωμα που μπορεί να παρουσιάζει το παιδί με ΔΑΕ. Αυτό σημαίνει πως το παιδί δυσκολεύεται να παρακολουθήσει την εναλλαγή της ομιλίας του εκπαιδευτικού και μιας συμμαθήτριας του στη διάρκεια του μαθήμα-τος. Κατά τη διάρκεια ενός ομαδικού αθλήματος (μπάσκετ, ποδόσφαιρο, βόλλεϋ) μπορεί να δυσκολεύεται να ακούσει την προτροπή μέλους της ομάδας να δώσει πάσα. Στην περίπτωση αυτή το παιδί ακούει και αντι-λαμβάνεται την προτροπή, δεν μπορεί όμως γρήγορα και αποτελεσμα-τικά να πετάξει τη μπάλα προς τη σωστή κατεύθυνση καθώς δυσκολεύε-ται να εντοπίσει από ποιον ακούστηκε η φράση. Το ίδιο ισχύει και για το συγχρονισμό κατά τη διάρκεια μαθήματος χορού κ.α.

Δεν είναι λίγες οι περιπτώσεις παιδιών που δυσκολεύονται να συνεν-νοηθούν από το τηλέφωνο. Στις περιπτώσεις αυτές το παιδί μπορεί να παραπονιέται πως έχει πολύ θόρυβο στο δωμάτιο και δεν μπορεί να ακούσει τι του λένε στο τηλέφωνο. Καθώς τα οπτικά ερεθίσματα που συνδέονται με το συνομιλητή απουσιάζουν σε μια τηλεφωνική συνομιλία, η δυσκολία είναι πιο εμφανής. Η μητέρα ή ο πατέρας, αν είναι παρόντες, δύσκολα μπορούν να κρίνουν σε ένα πρώτο επίπεδο τη δυσκολία ως προς την ένταση του θορύβου. Σε κάθε περίπτωση δεν θα πρέπει να ξεχνάμε πως φυσιολογικά ο ενήλικας (εφόσον δεν έχει προβλήματα ακοής ή/και ακουστικής επεξεργασίας) θα δυσκολεύεται λιγότερο από ένα παιδί μικρότερο των 12-13 ετών.

Ένα σύμπτωμα που συναντάται συχνά και δυνατόν να μπερδεύει ως προς τη γενική εικόνα του παιδιού είναι *οι μη σταθερές απαντήσεις ή οι απαντήσεις που δεν σχετίζονται με την ερώτηση που του έγινε.* Οι μη σταθερές απαντήσεις μέσα στην τάξη δίνουν πολλές φορές την εντύπωση πως το παιδί είναι αφηρημένο και δεν προσέχει. Ο λόγος που εύκολα μπορεί να οδηγηθεί η εκπαιδευτικός σε αυτό το συμπέρασμα είναι ότι σε πολλές περιπτώσεις το παιδί απαντά σωστά και με βάση αυτά που ρωτήθηκε, ενώ σε κάποιες άλλες είτε δεν απαντά καθόλου, είτε απαντά κάτι που δεν ταιριάζει με αυτό που ρωτήθηκε. Η μη γνώση της δυνατότητας *ύπαρξης αντιληπτικής δυσκολίας σε συνθήκες θορύβου (ΔΑΕ) με φυσιολογική ακουστική αντιληπτική ικανότητα σε καλές ακουστικές συνθήκες (φυσιολογικό ακουόγραμμα)* εξηγεί το πώς μπορεί εύκολα να αποδοθεί κάπου άλλου το συγκεκριμένο σύμπτωμα. Επιπλέον, ο ενήλικας εκπαιδευτικός δεν θεωρεί την ακουστική συνθήκη δύσκολη, καθώς ο ίδιος είναι πολύ πιθανό να μην δυσκολεύεται ή να δυσκολεύεται πολύ λιγότερο από τους μαθητές του. Αυτό οφείλεται στο αναπτυσσόμενο κεντρικό ακουστικό νευρικό σύστημα και τον εγκέφαλο του παιδιού σε σχέση με το ήδη ανεπτυγμένο του εκπαιδευτικού.

Το παιδί με ΔΑΕ μπορεί να δυσκολεύεται να *παρακολουθήσει ταχεία ομιλία.* Η γρήγορη ομιλία μπορεί να μην γίνει αντιληπτή στο σύνολό της, ιδιαίτερα αν αυτή περιέχει νέα νοήματα και έννοιες. Σε αυτές τις περιπτώσεις το παιδί μπορεί να μην προλαβαίνει να γράψει π.χ. το σύνολο των εργασιών που πρέπει να κάνει στο σπίτι ή και να μην μπορεί να παρακολουθήσει τις οδηγίες της εκπαιδευτικού στο σχολείο. Η εντύπωση που μπορεί να δοθεί είναι πως το παιδί δεν ενδιαφέρεται, είναι αφηρημένο και αδιάφορο. Υπάρχουν παιδιά με ΔΑΕ που θα απαντήσουν πως δυσκολεύονται να ακούσουν όταν ο δάσκαλος ή ο καθηγητής μιλάει γρήγορα και άλλα που δεν έχουν συνειδητοποιήσει τη δυσκολία τους σε αυτό τον τομέα.

Το παιδί με ΔΑΕ είναι δυνατόν να ζητά *επανάληψη πληροφοριών που δόθηκαν προφορικά*. Το συγκεκριμένο σύμπτωμα μπορεί και πάλι να θεωρηθεί πως είναι αποτέλεσμα αφηρημάδας και απόσπασης της προσοχής του παιδιού. Μόνο ο διαγνωστικός έλεγχος θα μας επιτρέψει να ανακαλύψουμε την αιτία του συμπτώματος. Στο σημείο αυτό θα πρέπει να τονιστεί πως στην καθημερινή κλινική πράξη ο επαγγελματίας υγείας ανακαλύπτει ότι από τους γονείς και τους εκπαιδευτικούς μεταφέρεται η προσωπική τους ερμηνεία της συμπεριφοράς του παιδιού ακόμα και όταν το μόνο που ζητείται είναι αυτή καθεαυτή η συμπεριφορά προκειμένου να καταγράψουμε το σύμπτωμα. Θέλει ιδιαίτερη προσοχή και τεχνική προκειμένου να καταγραφεί το σύμπτωμα και όχι η ερμηνεία του.

Στο ελληνικό σχολείο η μάθηση στηρίζεται σε πολύ μεγάλο βαθμό στα ακουστικά ερεθίσματα, τα οποία διαρκούν συγκεκριμένο χρονικό διάστημα και μετά χάνονται. Αυτό έχει ως συνέπεια αν δεν γίνουν αντιληπτές κάποιες οδηγίες που δίνονται καθημερινά στην τάξη, είτε για ασκήσεις που πρέπει να γίνουν μέσα στη σχολική αίθουσα είτε για καθήκοντα για το σπίτι, το παιδί με ΔΑΕ να φαίνεται σαν «χαμένο». Το σύμπτωμα αυτό είναι πιο έντονο όταν δίνονται *οδηγίες πολλών βημάτων* και δεν μπορούν να γίνουν αντιληπτές στο σύνολό τους.

Στα συμπτώματα των παιδιών με Διαταραχές Ακουστικής Επεξεργασίας ανήκει και *η δυσκολία αντίληψης των αλλαγών στην προσωδία*. Πρόκειται για αλλαγές στη θεμελιώδη συχνότητα της φωνής του ομιλητή, οι οποίες μπορεί να υποδηλώνουν τη σημασία που δίνει σε κάτι που λέει ή τη συναισθηματική του κατάσταση ή αν κάτι λέγεται με χιούμορ ή σαρκασμό. Με τον τρόπο αυτό ο εκπαιδευτικός (αλλά και κάθε άτομο που εκφέρει ομιλία) μεταφέρει την επικοινωνιακή του πρόθεση, η οποία μπορεί να διαφοροποιείται από το λεκτικό περιεχόμενο. Τα παιδιά με αυτή τη δυσκολία ακούν τον λόγο «επίπεδο», χωρίς αυξομειώσεις και δεν έχουν την δυνατότητα, 1. να ξεχωρίσουν αυτά που ο εκπαιδευτικός θεωρεί σημαντικά (και να τα σημειώσουν ή να τα κρατήσουν στο μυαλό τους) και 2. να αντιληφθούν αν κάποιος αστειεύεται ή μιλάει σοβαρά. Η εικόνα του παιδιού σε αυτή την περίπτωση μπορεί να είναι αντίστοιχη ενός παιδιού με χαμηλό δείκτη νοημοσύνης.

Κάθε άνθρωπος όταν δυσκολεύεται με κάποιο γνωστικό αντικείμενο έχει την τάση να το αποφεύγει, κάτι που είναι ιδιαίτερα συχνό στα παιδιά. Αν ένα παιδί δυσκολεύεται να παρακολουθήσει το δάσκαλο και να απαντήσει με επιτυχία σε κάποια ερώτησή του, τότε πολλές φορές απογοητεύεται και σταματά την προσπάθεια. Η εύκολη λύση επομένως (συνειδητή ή όχι) είναι να ασχοληθεί με κάτι άλλο, για παράδειγμα θα ζωγραφίσει, θα παρατηρήσει από το παράθυρο τι συμβαίνει έξω στο δρόμο, κ.α. Η συμπεριφορά αυτή εύκολα γίνεται αντιληπτή ως *διάσπαση προσοχής ή δυσκολία στη διατήρηση της ακουστικής προσοχής*. Στο σημείο αυτό θα πρέπει να αναφερθεί η συνήθης πρακτική κατά την εκμάθηση μιας ξένης γλώσσας της ακρόασης και κατανόησης ηχογραφημένης ομιλίας σε περιβάλλον αεροδρομίου, σιδηροδρομικού σταθμού κ.α. (listening comprehension). Το παιδί με ΔΑΕ, πρώτον θα δυσκολευτεί πολύ περισσότερο από ότι αναμένεται με βάση τις γνώσεις του στη συγκεκριμένη ξένη γλώσσα και δεύτερον, μπορεί να δώσει την εντύπωση προβλήματος ως προς τη διατήρηση της προσοχής του καθώς μετά από λίγο θα «χαθεί», μην έχοντας τη δυνατότητα να ακούσει σωστά και να συμπληρώσει τις αναμενόμενες απαντήσεις. Στα πλαίσια των συμπτωμάτων λοιπόν, *δυσκολία στην εκμάθηση μιας ξένης γλώσσας θα πρέπει να θέσει την υποψία για ΔΑΕ.*

Σε ήπιες μορφές ΔΑΕ είναι *δυνατόν να υπάρχει δυσκολία μόνο κατά την εκμάθηση μίας ξένης γλώσσας.* Η περιορισμένη δυνατότητα του παιδιού να διακρίνει ήχους ομιλίας που δεν υπάρχουν στη μητρική του γλώσσα καθώς και η δυσκολία διάκρισης ομιλίας σε θόρυβο αποτελούν παράγοντες που αυξάνουν την δυσκολία που υπάρχει κατά την εκμάθηση μιας ξένης γλώσσας. Η ερώτηση που προκύπτει είναι, «Δεν έχει το παιδί με ΔΑΕ προβλήματα και δυσκολίες και στη μητρική του γλώσσα που να είναι εμφανή;» Η απάντηση είναι πως ναι, στις περισσότερες περιπτώσεις έχει. Ωστόσο, είναι πιθανό αυτά να είναι περιορισμένα και να αντιμετωπίζονται από το ίδιο το παιδί είτε με επιπλέον μελέτη, είτε με τη χρήση άλλων δεξιοτήτων. Η αντιληπτική ικανότητα ομιλίας σε θόρυβο (βλέπε καταστάσεις όπου κάποιος καλείται να συνομιλήσει σε ένα αεροδρόμιο ή σε ένα σιδηροδρομικό σταθμό) συνήθως είναι χαμηλότερη ως προς μια ξένη γλώσσα, όσο καλά κι αν την κατέχει κάποιος. Φαίνεται πως η έκθεση στα ακουστικά ερεθίσματα της γλώσσας μέσω της ομιλίας στη βρεφική και παιδική ηλικία προσφέρει ενδυνάμωση των συνάψεων σε επίπεδο κεντρικού ακουστικού νευρικού συστήματος με αποτέλεσμα αυξημένη απόδοση και ευκολία κατά την ακρόαση ομιλίας σε θόρυβο. Η δυσκολία του παιδιού με ΔΑΕ μπορεί να εμφανίζεται αποκλειστικά και ως δυσκολία μάθησης στο σχολείο. Εδώ θα πρέπει να διευκρινιστεί ότι δεν αναφερόμαστε για παράδειγμα στον έφηβο που αδιαφορεί για το σχολείο γιατί δεν βρίσκει ενδιαφέρον σε αυτά που διδάσκεται καθημερινά. Στο περιβάλλον του σχολείου ο μαθητής ακούει νέες έννοιες και λέξεις μέσα σε θόρυβο (εσωτερικό-μέσα στην τάξη αλλά και εξωτερικό). Όταν δεν μπορεί να τις ακούσει σωστά σε μεγάλο αριθμό περιπτώσεων, τότε αδυνατεί να συμμετέχει σωστά και να τις μάθει με αποτελεσματικό τρόπο. Αυτό μπορεί να είναι αντιληπτό από το ίδιο το παιδί, αλλά μπορεί και να περνά απαρατήρητο. Στη δεύτερη περίπτωση, το παιδί δυσκολεύεται χωρίς να μπορεί να προσδιορίσει ποιοι παράγοντες συμβάλλουν σε αυτή τη δυσκολία. Η κατάληξη σε πολλές περιπτώσεις είναι μη συμμετοχή και αδιαφορία.

Ανάμεσα στα συμπτώματα που μπορεί να παρουσιάσει ένα παιδί με ΔΑΕ είναι και οι *φτωχές μουσικές ικανότητες*. Μπορεί το παιδί να τραγουδάει «φάλτσα» γιατί δεν μπορεί να ακούσει σωστά το τραγούδι ή να μην του αρέσει η μουσική, ακριβώς επειδή δεν την ακούει σωστά. Όταν υπάρχει μεμονωμένα αυτό το σύμπτωμα σε ένα παιδί με φυσιολογικό ακουόγραμμα και φυσιολογικό επίπεδο νοημοσύνης πολλές φορές χρησιμοποιείται ο όρος *αμουσία* για να δηλώσει ότι το παιδί έχει αποκλειστικά πρόβλημα με την μουσική. Παρ' όλα αυτά, σε αυτές τις περιπτώσεις είναι απαραίτητος ο έλεγχος για Διαταραχή Ακουστικής Επεξεργασίας.

Το παιδί με ΔΑΕ δυνατόν να δυσκολεύεται κατά την εκμάθηση κάποιου μουσικού οργάνου ή της μουσικής γενικότερα. Σε πολλές από τις περιπτώσεις αυτές, η διάγνωση που μπορεί να σκεφτεί κανείς πρώτη είναι αυτή της αμουσίας. Η αμουσία είναι κυρίως διαταραχή της επεξεργασίας της τονικότητας (pitch), αλλά συμπεριλαμβάνει την μνήμη και αναγνώριση της μουσικής. Υπάρχουν δύο κατηγορίες: η επίκτητη αμουσία, ως αποτέλεσμα εγκεφαλικής βλάβης και η συγγενής αμουσία, ως αποτέλεσμα εγκεφαλικής βλάβης κατά τη γέννηση. Τα άτομα με αμουσία παρουσιάζουν δυσκολίες να τραγουδήσουν στο σωστό τόνο και στην ικανότητά τους να κρατήσουν τον ρυθμό ενός μουσικού κομματιού. Το χαρακτηριστικό στην αμουσία είναι πως τα όποια προβλήματα εστιάζονται αποκλειστικά στη μουσική και τα χαρακτηριστικά της. Ωστόσο, μελετώντας τη βιβλιογραφία της αμουσίας, παρατηρεί κανείς ότι σε ένα πρώτο επίπεδο η μόνη εξέταση ακοής είναι αυτή του απλού τονικού ακουογράμματος και σε ένα δεύτερο τα ακουογράμματα που καταγράφονται ως φυσιολογικά έχουν σε αρκετές περιπτώσεις ουδό 25 decibel, σε άλλες αυξομειώσεις στις εξεταζόμενες συχνότητες ακοής έως και 30 decibel. Ιδιαίτερα στα παιδιά οι αποκλίσεις των ουδών ακόμα και φτάνοντας μέχρι τα 20 decibel χρήζουν περαιτέρω διευρεύνησης. Επομένως, η διερεύνηση ακουστικής αντίληψης των ατόμων στα οποία με βάση την διεθνή βιβλιογραφία μπαίνει η διάγνωση της αμουσίας, είναι ελλειπής. Αν δεν ψάξουμε για ΔΑΕ σε έναν ενήλικα ή σε ένα παιδί, τότε σίγουρα δεν θα βρούμε την Διαταραχή Ακουστικής Επεξεργασίας.

Σε πολλές περιπτώσεις το μοναδικό ή κύριο σύμπτωμα είναι οι *μαθησιακές δυσκολίες*. Το παιδί δυσκολεύεται στο σχολείο, δεν τα καταφέρνει και οι δυσκολίες μπορεί να εστιάζονται στην *ανάγνωση*, την *ορθογραφία*, την *απομνημόνευση* ή τη δυνατότητα απόδοσης ενός κειμένου που μόλις διάβασε. Στις περιπτώσεις όπου η δυσκολία εντοπίζεται στην ανάγνωση, η πρώτη σκέψη είναι η δυσλεξία. Παρ' όλα αυτά, υπάρχει μια υπο-ομάδα παιδιών με δυσλεξία που έχουν ΔΑΕ και στις περιπτώσεις αυτές η γνώση της συγκεκριμένης διαταραχής έχει μεγάλη επίπτωση στην πορεία του παιδιού καθώς τα συγκεκριμένα παιδιά δεν τα διευκολύνουμε με το να τα εξετάζουμε προφορικά! Στις περιπτώσεις όπου η δυσκολία εντοπίζεται στην απομνημόνευση το πρώτο πράγμα που έρχεται στο μυαλό είναι Διαταραχές Μνήμης. Ωστόσο θα πρέπει να αποκλείσουμε την ύπαρξη ΔΑΕ καθώς, αν το παιδί δεν έχει ακούσει καλά κάτι, σαφώς και δεν μπορεί να το επαναλάβει, χωρίς αυτό να σημαίνει απαραίτητα πρόβλημα μνήμης.

Τα προαναφερθέντα συμπτώματα δεν υπάρχουν σχεδόν ποτέ όλα μαζί σε ένα άτομο. *Τις περισσότερες φορές υπάρχει ένα ή συνδυασμός κάποιων από τα συμπτώματα.* Καθώς η ΔΑΕ δεν είναι ακόμα ευρέως γνωστή στην Ελλάδα, σε πολλές περιπτώσεις τα συμπτώματα είτε περνοῦν απαρατήρητα είτε οι γονείς, οι εκπαιδευτικοί, οι εργοθεραπευτές, οι ψυχολόγοι και οι λογοθεραπευτές τα ερμηνεύουν με βάση αυτά που γνωρίζουν ως κάποια άλλη παθολογική οντότητα, π.χ. διάσπαση προσοχής με ή χωρίς υπερκινητικότητα, δυσλεξία, ειδική γλωσσική διαταραχή ή διαταραχές έκφρασης.

Όπως προκύπτει από τα παραπάνω, τα παιδιά με ΔΑΕ δεν συνιστούν μια ομοιόμορφη ομάδα με σαφώς διακριτό προφίλ. Δεν είναι επομένως εφικτή στην καθημερινή πράξη η αναγνώρισή τους *μόνο* με βάση την ύπαρξη συνδυασμού συμπτωμάτων. Αντίθετα, ο συνδυασμός των συμπτωμάτων παρουσιάζει ετερογένεια, με αποτέλεσμα κάθε παιδί να είναι μοναδικό και να πρέπει να αντιμετωπιστεί ξεχωριστά και εξειδικευμένα. *Πριν όμως φτάσει κανείς στην αντιμετώπιση, θα πρέπει με βάση την ύπαρξη έστω και ενός συμπτώματος να θέσει την υποψία για ΔΑΕ και να οδηγήσει το παιδί στη διαγνωστική προσέγγιση προκειμένου να τεθεί ή να αποκλειστεί η διάγνωση των Διαταραχών Ακουστικής Επεξεργασίας.*

Συμπτώματα παιδιών με ΔΑΕ
1. Παθολογική δυσκολία στην αντίληψη ομιλίας σε θόρυβο
2. Δυσκολία στην εντόπιση της πηγής του ήχου
3. Δυσκολία στην τηλεφωνική συνομιλία
4. Μη σταθερές απαντήσεις ή απαντήσεις που δεν σχετίζονται με την ερώτηση
5. Δυσκολία στην παρακολούθηση ταχείας ομιλίας
6. Ζητά επανάληψη πληροφοριών
7. Δυσκολία αντίληψης των αλλαγών στην προσωδία
8. Δυσκολία στην εκμάθηση μίας ξένης γλώσσας
9. Φτωχές μουσικές ικανότητες
10. Μαθησιακές δυσκολίες
Ένα ή περισσότερα συμπτώματα θέτουν την υποψία για ΔΑΕ

Ερωτήσεις για περαιτέρω προβληματισμό

1. Αναφέρετε τουλάχιστον πέντε ανταγωνιστικά ηχητικά ερεθίσματα μέσα στη σχολική τάξη. Πώς επηρεάζουν την αντιληπτική ικανότητα ενός παιδιού;

2. Σας έχουν αναφέρει γονείς ότι το παιδί τους δυσκολεύεται να συμμετάσχει σε ομαδικά αθλήματα;

3. Θεωρείτε ότι η διατύπωση «*ύπαρξη αντιληπτικής δυσκολίας σε συνθήκες θορύβου (ΔΑΕ) με φυσιολογική ακουστική αντιληπτική ικανότητα σε καλές ακουστικές συνθήκες*» θα σας βοηθούσε στην προσέγγιση παιδιών με ΔΑΕ;

4. Στις συνεδρίες σας με ένα παιδί συνήθως μιλάτε αργά και καθαρά. Στο σχολείο πολλές φορές ο δάσκαλος προσπαθεί να συμπυκνώσει πολλές πληροφορίες σε λίγο χρόνο μιλώντας γρηγορότερα. Πώς κρίνετε τη διαφορά ανάμεσα στις θεραπευτικές και πραγματικές-σχολικές συνθήκες; Πώς μπορεί αυτή η διαφορά να επηρεάσει την εκτίμηση του προβλήματος του παιδιού;

5. Έχετε ασχοληθεί με παιδιά τα οποία φαίνονται να μην αντιλαμβάνονται την επικοινωνιακή σας πρόθεση; Πώς θα μπορούσατε να ελέγξετε την αντίληψη της προσωδίας ενός παιδιού;

6. Οι γονείς σας μεταφέρουν την πραγματική εικόνα του παιδιού ή προσφέρουν την προσωπική τους ερμηνεία; Πόσο δύσκολο είναι να διαχωρίσετε τη συμπεριφορά από την ερμηνεία της; Πόσο σημαντικός είναι αυτός ο διαχωρισμός; Πόσο επηρεάζεστε ως θεραπευτές από την προσωπική σας ερμηνεία της συμπεριφοράς του παιδιού; Πώς θα άλλαζε η αντίληψη σας αν εφαρμόζατε διαφορετικά θεωρητικά μοντέλα;

7. Έχετε εργαστεί με παιδιά που φαίνονται να μην απολαμβάνουν τη μουσική; Συζητήστε και συγκρίνετε τις εμπειρίες με συναδέλφους λογοθεραπευτές, εργοθεραπευτές, ειδικούς παιδαγωγούς, παιδοψυχολόγους κ.α.

8. Πώς αλλάζει η προσέγγισή σας από το γεγονός ότι μια υπο-ομάδα των παιδιών με δυσλεξία παρουσιάζει και ΔΑΕ; Έχετε εργαστεί με δυσλεξικά

παιδιά τα οποία φαίνονται να μην ωφελούνται από την προφορική εξέταση; Ποιο είναι το επόμενο βήμα στην αντιμετώπιση αυτών των παιδιών;

9. Μπορούμε να θέσουμε τη διάγνωση ύπαρξης ΔΑΕ μόνο από τα συμπτώματα; Τι άλλο χρειάζεται;

10. Πόσα συμπτώματα, όπως αναφέρονται στον ανωτέρω πίνακα, θα πρέπει να παρουσιάζει ένα παιδί για να τεθεί η ένδειξη παραπομπής για έλεγχο για ΔΑΕ;

Κεφάλαιο 4

Σύγχρονα ερευνητικά δεδομένα και τι μπορούν να προσφέρουν στην κλινική πράξη

Βασιλική Ηλιάδου

Η προσφορά της καλύτερης δυνατής αντιμετώπισης των προβλημάτων παιδιών με μαθησιακές δυσκολίες θα πρέπει να στηρίζεται στις *επιστημονικές γνώσεις και την εμπειρία* του ειδικού (λογοθεραπευτή, λογοπεδικού, ειδικού παιδαγωγού, εργοθεραπευτή, παιδοψυχίατρου, παιδίατρου, ωτορινολαρυγγολόγου-ακουολόγου κ.α.). Η επιστημονική γνώση είναι συνεχώς εξελισσόμενη τόσο σε θέματα διαγνωστικής προσέγγισης και συμπτωμάτων που μπορεί να θέσουν την υποψία μιας διαταραχής, όσο και σε θέματα συνύπαρξης με άλλες διαταραχές και αποτελεσματικότερης αντιμετώπισης.

Ο κάθε ειδικός θα πρέπει να φροντίζει να παρακολουθεί τη σύγχρονη έρευνα και να τροποποιεί όπου χρειάζεται την καθημερινή πρακτική του. Με αυτό τον τρόπο επιτυγχάνεται όχι μόνο η προσφορά υπηρεσιών υψηλού επιπέδου, αλλά και η εξισορρόπηση της προσωπικής επαγγελματικής εμπειρίας με τη σύγχρονη αντικειμενική έρευνα. Σε πολλές περιπτώσεις, ο ειδικός διαμορφώνει την προσέγγισή του βασιζόμενος κυρίως στις επαγγελματικές του εμπειρίες, οι οποίες μπορεί να είναι επιλεκτικές ή αποσπασματικές. Για παράδειγμα, αν ένας ειδικός ασχολείται κυρίως με παιδιά που παρουσιάζουν μία συγκεκριμένη διαταραχή, διατρέχει τον κίνδυνο να μην διακρίνει άλλες υποκείμενες ή συνυπάρχουσες διαταραχές γιατί ακολουθεί σχεδόν αυτοματοποιημένα ένα συγκεκριμένο μοντέλο ταξινόμησης. Σε μια τέτοια περίπτωση, η γνώση των σύγχρονων επιστημονικών δεδομένων λειτουργεί ως μέτρο με το οποίο συγκρίνεται η αποτελεσματικότητα της προσωπικής προσέγγισης. Οι γνώσεις των βασικών σπουδών θα πρέπει να χρησιμοποιούνται μόνο ως ένα περίγραμμα, το οποίο θα πρέπει στη συνέχεια να ενημερώνεται από τα σύγχρονα ερευνητικά δεδομένα.

Το επόμενο θέμα, το οποίο θα πρέπει να ξεκαθαριστεί, είναι τα χαρακτηριστικά των επιστημονικών δεδομένων. Μία δημοσιευμένη μελέτη δεν αποτελεί απαραίτητα και επιστημονική γνώση. Η προσωπική εμπειρία από πολλά περιστατικά δεν αποτελεί παρά μόνο προσωπική εμπειρία. Το κύριο χαρακτηριστικό μίας επιστημονικής έρευνας, ιδίως στο χώρο των μαθησιακών δυσκολιών, αποτελεί η ύπαρξη ομάδας ελέγχου. Μολονότι η εμπειρία και η άποψη είναι θεμιτές, ωστόσο, η διαμόρφωση άποψης θα πρέπει να συμπεριλαμβάνει την *επιστημονική τεκμηρίωση*. Η επιστημονική τεκμηρίωση προϋποθέτει εκτός από την ομάδα -η οποία αποτελείται από παιδιά με μια συγκεκριμένη διάγνωση ή κλινική εικόνα, την οποία θέλουμε να μελετήσουμε- και την *ύπαρξη ομάδας ελέγχου αποτελούμενης από παιδιά με φυσιολογική ανάπτυξη και μάθηση ανάλογης ηλικίας*. Αυτό εξασφαλίζει το δεύτερο χαρακτηριστικό μιας επιστημονικής έρευνας, δηλαδή, τη *μετρήσιμη* και στατιστικά σημαντική διαπίστωση της βελτίωσης ή μη, την οποία φέρνει η εφαρμογή μιας συγκεκριμένης μορφής αντιμετώπισης. Είναι κατανοητό πως αυτή την ευρύτερη εικόνα δεν μπορεί να την έχει ο κάθε ειδικός χωριστά με βάση τα περιστατικά που αντιμετωπίζει.

Το τρίτο χαρακτηριστικό, το οποίο θα θέλαμε να έχουν τα επιστημονικά δεδομένα προκειμένου να τα εφαρμόσουμε στην κλινική πράξη, είναι ο αξιόπιστος χώρος δημοσίευσής τους. Στη σημερινή εποχή, το διαδίκτυο μας επιτρέπει την πρόσβαση σε πληθώρα πληροφοριών, ο έλεγχος της εγκυρότητας των οποίων είναι τις περισσότερες φορές δύσκολος. Η άντληση έγκυρων πληροφοριών για την τρέχουσα έρευνα και τα συμπεράσματά της οφείλει να εστιάζεται σε άρθρα δημοσιευμένα σε διεθνή επιστημονικά περιοδικά με μετρήσιμο *δείκτη απήχησης* (impact factor). Η διεθνικότητα του επιστημονικού περιοδικού σημαίνει αφενός ένα ευρύ αναγνωστικό, κριτικό κοινό και αφετέρου την ενδελεχή αξιολόγηση των επιστημονικών δεδομένων από καταξιωμένους επιστήμονες του συγκεκριμένου και συναφών επιστημονικών πεδίων. Ο μετρήσιμος δείκτης απήχησης αξιολογεί τη σημαντικότητα ενός επιστημονικού περιοδικού στην προώθηση και διαμόρφωση της γνώσης και της έρευνας στο συγκεκριμένο επιστημονικό τομέα. Με τον τρόπο αυτό εξασφαλίζεται η όσο το δυνατόν μεγαλύτερη εγκυρότητα της πληροφορίας.

Με βάση τα παραπάνω, στην καθημερινή κλινική πράξη ο ειδικός οφείλει να αντιμετωπίζει το κάθε περιστατικό ανάλογα με τη *διάγνωση*, την *κλινική εικόνα* και την *επιστημονική τεκμηρίωση* (evidence-based) της αποτελεσματικότητας της συγκεκριμένης αντιμετώπισης. Θα ακολουθήσουν ορισμένα παραδείγματα από σύγχρονα επιστημονικά δεδομένα, τα οποία εξελίσσουν και διαμορφώνουν την καθημερινή κλινική πράξη.

Το πρώτο παράδειγμα αφορά στη διάγνωση του αυτισμού. Παρατηρείται πλέον μια σημαντική στροφή στην αναγνώριση της σημασίας των αισθητηριακών ελλειμμάτων *ως αποτέλεσμα δύο μεγάλων πολυκεντρικών μελετών* στη Μεγάλη Βρετανία και τη Νέα Ζηλανδία. Στις έρευνες αυτές, μετά από ανάλυση στοιχείων από βάσεις δεδομένων παιδιών με αυτισμό, φάνηκε πως η υπερακουσία (ενόχληση από ήχους όχι απαραίτητα υψηλής έντασης) και η δυσκολία στην αντίληψη ομιλίας σε θόρυβο υπάρχουν σε αυτιστικά παιδιά σε ποσοστά που ξεπερνούν το 85-90%. Η ενσωμάτωση ωστόσο αυτών των δεδομένων στο DSM 5 έγινε με τρόπο που δεν προάγει τη διερεύνηση (ακουολογική και ψυχοακουστική) των συγκεκριμένων συμπτωμάτων. Συγκεκριμένα, στο βασικό διαγνωστικό κριτήριο-σύμπτωμα των στερεοτυπιών εντάσσεται στα πλαίσια παραδειγμάτων και η υπερ- ή υπο-αντιδραστικότητα σε αισθητηριακά ερεθίσματα. Αυτό οδηγεί τους ειδικούς στο να αναγνωρίζουν σε ορισμένες περιπτώσεις λανθασμένα την όποια υπερακουσία ως ιδιαιτερότητα συμπεριφοράς που εντάσσεται στο αυτιστικό φάσμα, με αποτέλεσμα να μην πραγματοποιείται τις περισσότερες φορές κανένας έλεγχος για ΔΑΕ ή έλεγχος κοχλιακής λειτουργίας. Βεβαίως, η υπερακουσία και η υπέρμετρη δυσκολία στην αντίληψη ομιλίας σε θόρυβο είναι συμπτώματα που παρουσιάζονται και στις Διαταραχές Ακουστικής Επεξεργασίας. Το συγκεκριμένο παράδειγμα αναδεικνύει την αδυναμία των ταξινομικών συστημάτων, π.χ. DSM 5, να παρακολουθήσουν την ταχύτατα εξελισσόμενη επιστημονική έρευνα και να συμπεριλάβουν τα συμπεράσματά της στο μοντέλο το οποίο προτείνουν. Πώς μπορεί ο σύγχρονος ειδικός να αντισταθμίσει τη συγκεκριμένη εγγενή αδυναμία; Ο πλέον αποτελεσματικός τρόπος φαίνεται να είναι η πρόσβαση σε προσεκτικά επιλεγμένη επιστημονική βιβλιογραφία όπως αναφέρθηκε προηγουμένως.

Το δεύτερο παράδειγμα αφορά παιδιά με διεγνωσμένη δυσλεξία. Η αναγνώριση και καταγραφή των *συγκεκριμένων ελλειμμάτων* που παρουσιάζει ένα παιδί και τα οποία είναι δυνατόν να διαφοροποιούνται από παιδί σε παιδί ακόμα και στα πλαίσια της ίδιας διάγνωσης, είναι καθοριστικής σημασίας για τη βέλτιστη και στοχευμένη αντιμετώπιση. Για να γίνει κατανοητό, δεν είναι δυνατόν η σύσταση για όλα τα παιδιά με δυσλεξία να είναι η προφορική εξέτασή τους στο σχολείο, καθώς μια υπο-ομάδα αυτών των παιδιών έχουν προβλήματα Διαταραχών Ακουστικής Επεξεργασίας, όπως προκύπτει από την μελέτη Ηλιάδου και συνεργάτες (2009). Με αντίστοιχο τρόπο κάθε παιδί με ΔΑΕ έχει διαφορετικές περιοχές δυσκολίας σε ότι αφορά την επεξεργασία της ακουστικής πληροφορίας και θα πρέπει να αντιμετωπίζονται στοχευμένα με βάση τα υπάρχοντα ελλείμματα και όχι ενιαία με μια συγκεκριμένη σειρά παρεμβάσεων. Η άποψη πως αν κάνω «λίγο από όλα» θα έχω περισσότερες πιθανότητες καλύτερου αποτελέσματος, δεν φαίνεται να λειτουργεί καθώς τελικά το παιδί αφιερώνει συνολικά λιγότερο χρόνο στην αντιμετώπιση των συγκεκριμένων προβλημάτων του. Ιδιαίτερα για τα παιδιά με μαθησιακές δυσκολίες υπάρχει ετερογένεια ως προς το αίτιο, αλλά και ετερογένεια του προφίλ του κάθε παιδιού στα πλαίσια της ίδιας διάγνωσης. Επιπλέον, τα ίδια συμπτώματα μπορεί να σηματοδοτούν διαφορετικές παθήσεις ή διαταραχές ή να είναι απλώς αποτέλεσμα έλλειψης κινήτρου και διάθεσης για μάθηση. Αυτό οδηγεί στο συμπέρασμα πως αν υπάρχει μία ή περισσότερες εξετάσεις που μπορούν να αναδείξουν το αίτιο, αυτές δεν θα πρέπει σε καμία περίπτωση να παραλείπονται με το αιτιολογικό πως μοιάζει να είναι η τάδε διαταραχή. Το συγκεκριμένο παράδειγμα αναδεικνύει τη δυνατότητα της έγκυρης επιστημονικής έρευνας να διεισδύει στη φύση και την εκδήλωση μίας διαταραχής και να διακρίνει υπο-ομάδες εκεί όπου η εμπειρική προσέγγιση του ειδικού μπορεί να διακρίνει μία μόνο ομοιογενή ομάδα. Με αυτό τον τρόπο επεκτείνεται αντίστοιχα και η δυνατότητα του ειδικού να αντιμετωπίζει στοχευμένα και εξατομικευμένα την κάθε περίπτωση.

Συγκεκριμένα για τις ΔΑΕ, η έρευνα της τελευταίας δεκαετίας συνέβαλε στην ανάδειξη της ανάγκης για τη διεπιστημονική προσέγγισή της, τη δυνατότητα συνύπαρξής της με τη δυσλεξία, την Ειδική Γλωσσική Διαταραχή, τη Διάσπαση Προσοχής με ή χωρίς Υπερκινητικότητα, το σύνδρομο Asperger κ.α. Παιδιά που γεννήθηκαν πρόωρα μπορεί να εμφανίσουν ΔΑΕ στη σχολική ηλικία, καθώς είναι δυνατόν να έχουν λεπτότερο μεσολόβιο (ο σχηματισμός που επιτρέπει την επικοινωνία ανάμεσα στα δύο ημισφαίρια του εγκεφάλου). Παιδιά με προβλήματα οξυγόνωσης (ανοξία) κατά τη γέννηση δυνατόν να έχουν ΔΑΕ σε έδαφος παθολογικών ευρημάτων στον εγκέφαλο (π.χ. κύστεις). *Παιδιά με επαναλαμβανόμενα επεισόδια εκκριτικής ωτίτιδας στη βρεφική και πρώτη παιδική ηλικία, είναι δυνατόν να εμφανίσουν ΔΑΕ μετά από κάποια χρόνια και αφού έχει αποκατασταθεί στο φυσιολογικό η ακουστική τους οξύτητα (ακουόγραμμα). Σε όλες αυτές τις περιπτώσεις, τα παιδιά μπορεί να εμφανίσουν ΔΑΕ. Εφόσον έχουν μαθησιακά προβλήματα ή κάποιο/α από τα συμπτώματα ΔΑΕ θα πρέπει να εξεταστούν περαιτέρω προκειμένου να τεθεί ή να αποκλειστεί η διάγνωση. Η στήριξη στην κλινική εικόνα του παιδιού για τον αποκλεισμό ή τη διάγνωση των ΔΑΕ δεν είναι επιστημονικά τεκμηριωμένη και πρέπει να αποφεύγεται ως τακτική.*

Όπως προκύπτει από όλα τα παραπάνω, η διαγνωστική προσέγγιση του παιδιού που εμφανίζεται ως ύποπτο για ΔΑΕ είναι χρονοβόρα, κοπιώδης και απαιτεί πρόσβαση στην επιστημονικά τεκμηριωμένη γνώση, όπως αυτή διαμορφώνεται με βάση τη σύγχρονη έρευνα. Το βιβλίο που έχετε στα χέρια σας έχει ως σκοπό να παρουσιάσει στο ελληνικό επιστημονικό κοινό την πολυπλοκότητα των ΔΑΕ συνοψίζοντας τα σύγχρονα ερευνητικά δεδομένα.

Ερωτήσεις για περαιτέρω προβληματισμό

1. Σε ποιο βαθμό θεωρείτε ότι εξισορροπείτε την προσωπική σας επαγγελματική εμπειρία με τα σύγχρονα ερευνητικά δεδομένα;

2. Ποιοι είναι οι κίνδυνοι για έναν ειδικό όταν δίνει μεγαλύτερη σημασία στην προσωπική του εμπειρία από ότι στα σύγχρονα επιστημονικά δεδομένα; Ποιοι λόγοι μπορεί να οδηγούν σε αυτή τη διαφορά;

3. Σε ποιο βαθμό ανατρέχετε στη διεθνή βιβλιογραφία με υψηλό δείκτη απήχησης; Ποιες είναι οι δυσκολίες που αντιμετωπίζετε όσον αφορά την πρόσβαση στη διεθνή βιβλιογραφία;

4. Ποια είναι τα χαρακτηριστικά τα οποία θα αναζητούσατε σε μια επιστημονική μελέτη για να ελέγξετε την επιστημονική της τεκμηρίωση;

5. Ποια είναι η αναλογία μελετών με ομάδα ελέγχου και χωρίς ομάδα ελέγχου που έχετε διαβάσει; Ποια είναι η αδυναμία μιας μελέτης χωρίς ομάδα ελέγχου;

6. Πόσο εξοικειωμένοι είστε με την έννοια της στατιστικής σημαντικότητας και πόσο με απλούστερες έννοιες, όπως ο μέσος όρος και η τυπική απόκλιση;

7. Πώς διαμορφώνεται η προσέγγισή σας στα αυτιστικά παιδιά μετά τα αποτελέσματα της μελέτης που αναφέρεται στο παρόν κεφάλαιο;

8. Σε ποιο βαθμό ακολουθείτε τα ταξινομικά συστήματα, π.χ. DSM 5, και σε ποιο βαθμό τα συγκρίνετε και τα ενημερώνετε με τα σύγχρονα επιστημονικά δεδομένα;

9. Πόσο δύσκολο βρίσκετε στην καθημερινή πρακτική να προσπαθείτε να διακρίνετε υπο-ομάδες διαταραχών και πόσο εύκολο είναι να διακρίνετε μία μεγάλη ομοιογενή ομάδα; Πώς αυτό μπορεί να επηρεάσει την αντιμετώπιση των παιδιών με μαθησιακές δυσκολίες ή/και ΔΑΕ; (παράδειγμα κεφαλαίου: δυσλεξία).

10. Πόσο συχνά ανατρέχετε στο παιδιατρικό ιστορικό του παιδιού; Τι μπορεί να σημαίνει η ύπαρξη περιγεννητικών προβλημάτων, π.χ. ανοξία ή μεταγενέστερων προβλημάτων, όπως η εκκριτική ωτίτιδα; Πώς θα άλλαζε η καθημερινή σας πρακτική αν ανατρέχατε συστηματικά στο παιδιατρικό ιστορικό του παιδιού;

Κεφάλαιο 5

Συνύπαρξη των ΔΑΕ με Αναπτυξιακές Διαταραχές

Αντιγόνη Κουρούτη

Πολλά παιδιά και ενήλικες με αναπτυξιακές διαταραχές, όπως Διαταραχή Ελλειμματικής Προσοχής ή/και Υπερκινητικότητα (ΔΕΠ-Υ), δυσλεξία, μαθησιακές δυσκολίες, γλωσσική διαταραχή και αυτισμό αντιμετωπίζουν μεταξύ των άλλων και δυσκολίες στην ακρόαση και την κατανόηση. Είναι δύσκολο να διαχωρισθεί σε ποιες περιπτώσεις η συμπεριφορά των παιδιών οφείλεται σε συγκεκριμένο έλλειμμα στην ακουστική επεξεργασία των ηχητικών ερεθισμάτων και σε ποιες το έλλειμμα είναι γενικότερο και απλά περιλαμβάνει και την ακουστική επεξεργασία.

Ωστόσο, σε αρκετές περιπτώσεις όπως προαναφέρθηκε, οι ΔΑΕ μπορεί να συνυπάρχουν με άλλες αναπτυξιακές διαταραχές. Στις μέρες μας, όλο και περισσότερα παιδιά παραπέμπονται στον ωτορινολαρυγγολόγο για την αξιολόγηση της ακοής. Σε περιορισμένες περιπτώσεις η εξέταση της ακοής γίνεται από εξειδικευμένο ωτορινολαρυγγολόγο-ακουολόγο και σε σπάνιες τίθεται το ερώτημα του ελέγχου της ακουστικής επεξεργασίας. Ενδιαφέρον είναι ότι, σπάνια τα παιδιά αυτά αναφέρουν αποκλειστικά δυσκολίες που αφορούν την ακουστική επεξεργασία. Αυτό αφορά κυρίως τη χώρα μας (αλλά και την ευρωπαϊκή ήπειρο) όπου η Διαταραχή Ακουστικής Επεξεργασίας δεν είναι ιδιαίτερα γνωστή και επομένως δεν τίθεται εύκολα η υποψία για να προχωρήσει κάποιος στην ολοκληρωμένη διαγνωστική προσέγγιση. Αντιθέτως, παρατηρείται ότι τα παιδιά αυτά αντιμετωπίζουν επιπλέον δυσκολίες στη μάθηση, την ανάγνωση, την ομιλία, τη γλώσσα και την προσοχή. Είναι, λοιπόν, πιθανό ότι τα περισσότερα παιδιά με ΔΑΕ παρουσιάζουν συνυπάρχουσες διαταραχές και ως εκ τούτου, μόνο η προσεκτική και ακριβής διεπιστημονική αξιολόγηση και διάγνωση μπορεί να βοηθήσει στη διάκριση των ΔΑΕ από άλλες διαταραχές. Η ακριβής διάγνωση των ελλειμμάτων ακουστικής επεξεργασίας είναι ιδιαίτερα σημαντική, είναι ευθύνη του εξειδικευμένου ωτορινολαρυγγολόγου-ακουολόγου, προϋποθέτει μεταξύ άλλων την εφαρμογή κατάλληλων σταθμισμένων διαγνωστικών εργαλείων και περιγράφεται σε ξεχωριστό κεφάλαιο (κεφάλαιο 9).

ΔΑΕ και ειδική μαθησιακή δυσκολία-δυσλεξία

Εξ ορισμού, οι ΔΑΕ και η ειδική μαθησιακή δυσκολία (δυσλεξία) αναφέρονται σε ετερογενείς καταστάσεις/διαταραχές. Συγκεκριμένα, ο Musiek επισημαίνει ότι η ΔΑΕ είναι για το αυτί ότι η δυσλεξία για το μάτι. Η δυσλεξία αποτελεί αντικείμενο έρευνας και μελέτης πάρα πολλά χρόνια και συχνά αναφέρεται ως «η μητέρα» των ειδικών μαθησιακών δυσκολιών.

Στην προσπάθεια καθορισμού της δυσλεξίας, ορισμένοι προσπαθούσαν να την διαχωρίσουν από τα ελλείμματα ακουστικής επεξεργασίας, βασιζόμενοι στην αρχική αντίληψη ότι η δυσλεξία χαρακτηρίζεται από τις οπτικές αντιστροφές των γραμμάτων κατά την ανάγνωση. Τα τελευταία όμως χρόνια, δίνεται περισσότερη έμφαση στην σχέση ανάμεσα στη φωνολογική επεξεργασία/ενημερότητα και τη δυσλεξία, καθώς και στις επιπτώσεις των ελλειμμάτων φωνολογικής ενημερότητας στην αναγνωστική ικανότητα. *Ο όρος φωνολογική επεξεργασία/ενημερότητα αναφέρεται στις ικανότητες συνειδητού χειρισμού των φωνολογικών μονάδων με σκοπό την επεξεργασία του προφορικού λόγου (ακρόαση, ομιλία) αλλά και του γραπτού λόγου (ανάγνωση, ορθογραφία).* Ουσιαστικά, το παιδί πρέπει να συνειδητοποιήσει ότι ο προφορικός λόγος αποτελείται από ήχους (η πρόταση τεμαχίζεται σε λέξεις, οι λέξεις σε συλλαβές και οι συλλαβές σε φωνήματα). Σημαντικό χαρακτηριστικό των παιδιών με αδυναμίες στη φωνολογική ενημερότητα είναι οι δυσκολίες στην αποκωδικοποίηση του γραπτού λόγου (ανάγνωση) και στην ορθή γραφή των λέξεων. Στη συνέχεια, αυτές οι δυσκολίες συχνά οδηγούν σε ελλείμματα στην κατανόηση ανάγνωσης και στη γραφή. Η νέα αυτή αντίληψη αντανακλάται στους ορισμούς που ακολουθούν.

Σύμφωνα με τη Διεθνή Ένωση Δυσλεξίας (2002), η δυσλεξία είναι μια ειδική μαθησιακή δυσκολία, νευρολογικής αιτιολογίας. Χαρακτηρίζεται από δυσκολίες στην ακριβή αναγνώριση λέξεων, στην ορθογραφία και την αποκωδικοποίηση. Αυτές οι δυσκολίες συνήθως προκύπτουν από ελλείμματα στο φωνολογικό επίπεδο της γλώσσας, τα οποία είναι μη αναμενόμενα συγκριτικά με τις υπόλοιπες γνωστικές ικανότητες και την παροχή αποτελεσματικής διδασκαλίας στην τάξη. Δευτερεύουσες συνέπειες μπορεί να περιλαμβάνουν προβλήματα στην κατανόηση γραπτού λόγου, τα οποία μπορεί να λειτουργήσουν ανασταλτικά στην ανάπτυξη του λεξιλογίου και την κατάκτηση γνώσεων.

Σύμφωνα με το Αμερικανικό Ινστιτούτο Νευρολογικών Διαταραχών και Εγκεφαλικών (επεισοδίων), (NINDS) η δυσλεξία είναι μια μαθησιακή δυσκολία εγκεφαλικού τύπου, η οποία πλήττει ειδικά την ικανότητα ενός ατόμου να διαβάσει. Η αναγνωστική ικανότητα των ατόμων αυτών βρίσκεται σε σημαντικά χαμηλότερο επίπεδο, ενώ διαθέτουν φυσιολογική νοημοσύνη. Αν και η διαταραχή ποικίλλει από άτομο σε άτομο, τα κοινά χαρακτηριστικά μεταξύ των ατόμων με δυσλεξία είναι η δυσκολία στη φωνολογική επεξεργασία, την ορθογραφία ή/και την ταχεία οπτική-λεκτική απάντηση.

Οι δύο παραπάνω ορισμοί περιγράφουν παιδιά που υστερούν στην επεξεργασία και κατάκτηση του λόγου, παρά την ύπαρξη φυσιολογικής νοημοσύνης, φυσιολογικής ακοής και όρασης, την απουσία σαφούς νευρολογικής διάγνωσης και την παροχή κατάλληλων εκπαιδευτικών ευκαιριών. Ανατρέχοντας κανείς στη διεθνή βιβλιογραφία, ανακαλύπτει πως το 1937 ο Orton πρότεινε ότι οι αναπτυξιακές διαταραχές του γραπτού λόγου οφείλονται σε αντιληπτικές δυσλειτουργίες στο ακουστικό ή στο οπτικό πεδίο ή και στα δύο. Ο Orton αναγνώρισε ότι η δυσλειτουργία δεν είχε σχέση με την απόλυτη οξύτητα του ακουστικού ή του οπτικού πεδίου, αλλά μάλλον με την επεξεργασία των πληροφοριών μέσω του οπτικού ή ακουστικού συστήματος. Αυτό φαίνεται να ταιριάζει με το προφίλ του παιδιού με δυσλεξία, το οποίο παρά τη φυσιολογική ακοή, έχει σχετικά περιορισμένες ικανότητες επεξεργασίας των ακουστικών πληροφοριών όταν η φύση των ακουστικών ερεθισμάτων είναι πιο περίπλοκη από έναν απλό τόνο.

Με βάση τα παραπάνω, πολύ σημαντικό για την αξιολόγηση ενός παιδιού με δυσλεξία είναι να γνωρίζουμε με ποιο τρόπο έγινε η διάγνωση της δυσλεξίας και ποια είναι τα χαρακτηριστικά στα οποία βασίστηκε. Για παράδειγμα, το παιδί που παρουσιάζει ελλείμματα στη φωνολογική επεξεργασία είναι περισσότερο πιθανό να έχει προβλήματα με ψευδολέξεις ή μη οικείες λέξεις και η διάγνωση να βασίστηκε σε φτωχή επίδοση στις φωνολογικές δοκιμασίες και φυσιολογική επίδοση σε δοκιμασίες κατανόησης του γραπτού λόγου. Το παιδί από την άλλη που παρουσιάζει ελλείμματα στην κατανόηση είναι πιο πιθανό να δυσκολεύεται με άγνωστες λέξεις και η διάγνωση να βασίστηκε σε φυσιολογική επίδοση σε φωνολογικές δοκιμασίες και φτωχή επίδοση σε δοκιμασίες κατανόησης του γραπτού λόγου (Moncrieff, 2002).

Η αποτελεσματική, αυτόματη ανάγνωση είναι μια σύνθετη διαδικασία που απαιτεί την οπτική ανάλυση των γραφημάτων (γραμμάτων), την ομαδοποίησή τους και στη συνέχεια τη σύνδεσή τους με τους ήχους της ομιλίας (φωνήματα) ή με ακόμη μεγαλύτερες φωνολογικές μονάδες, όπως είναι οι συλλαβές, οι λέξεις και οι φράσεις. Αυτή η συνειρμική διαδικασία σύνδεσης των γραφημάτων με τις φωνολογικές μονάδες εξαρτάται εν μέρει από τον εύκολο και σωστό χειρισμό των ήχων της ομιλίας (Veuillet,2011).

Έτσι, είναι λογικό να αναμένουμε ότι τουλάχιστον ορισμένα δυσλεκτικά παιδιά με ελλείμματα στη φωνολογική επεξεργασία μπορεί να εμφανίζουν μια διαταραχή στο ακουστικό σύστημα, η οποία έχει παρεμποδίσει τη φυσιολογική κατάκτηση της γλώσσας. Σε αρκετές περιπτώσεις δυσλεκτικών παιδιών έχουν παρατηρηθεί ακουστικά ελλείμματα που θυμίζουν ΔΑΕ.

Τα τελευταία χρόνια φαίνεται να έχει εδραιωθεί η παρουσία ελλειμμάτων ακουστικής επεξεργασίας στα άτομα με δυσλεξία, καθώς οι έρευνες αναφέρουν ένα αρκετά μεγάλο ποσοστό παιδιών με μαθησιακές δυσκολίες ανάμεσα στα παιδιά με ΔΑΕ.

Συγκεκριμένα, στην έρευνα των Sharma et al (2009) βρήκαν ότι στα 68 παιδιά με υποψία για ΔΑΕ το 47% είχε συνδυασμό δυσκολιών (ΔΑΕ, γλωσσική διαταραχή, δυσλεξία). Επιπλέον, το 10% παρουσίαζε ΔΑΕ και δυσλεξία ενώ μόλις το 4% μόνο ΔΑΕ. Στην έρευνα των Iliadou et al (2009) βρέθηκε ότι στα 127 παιδιά με μαθησιακές δυσκολίες το 43.3% είχε ΔΑΕ και το 25% ΔΑΕ και δυσλεξία. Η σοβαρότητα των ελλειμμάτων ακουστικής επεξεργασίας ήταν διαφορετική ανάμεσα στην ομάδα ΔΑΕ με δυσλεξία και στην ομάδα ΔΑΕ χωρίς δυσλεξία, γεγονός που αποδεικνύει ότι πρόκειται για δύο κλινικά διαφορετικές ομάδες. Τέλος, η συνύπαρξη των ΔΑΕ με τη δυσλεξία επιβεβαιώνεται και στην πρόσφατη έρευνα των Dawes και Bishop (2010), οι οποίοι σύγκριναν το ψυχομετρικό προφίλ δύο ομάδων, αυτή της ΔΑΕ και αυτή της δυσλεξίας και βρήκαν ότι στα 13 από τα 25 παιδιά με ΔΑΕ (ποσοστό 52%) ταιριάζει και η διάγνωση δυσλεξίας και ότι η ομάδα δυσλεξίας σκόραρε παρόμοια με την ομάδα ΔΑΕ στα τεστ ακουστικής επεξεργασίας.

Μέσα από τη συνύπαρξη των δύο διαταραχών θα μπορούσαμε να υποθέσουμε ότι οι ΔΑΕ μπορεί να σχετίζονται με τις φτωχές φωνολογικές δεξιότητες που παρατηρούνται στη δυσλεξία. Προς το παρόν δεν είναι ακόμη σαφές το πώς ακριβώς σχετίζονται οι διαταραχές ακουστικής επεξεργασίας με τις φωνολογικές δεξιότητες, ούτε έχει διευκρινιστεί η αιτιολογία των δύο διαταραχών. Ωστόσο, τα ποσοστά συνύπαρξης των δύο διαταραχών καθιστούν σημαντική την παραπομπή των δυσλεκτικών παιδιών σε *Ειδικό Ιατρείο Ψυχοακουστικής* για τη διερεύνηση ΔΑΕ και στη συνέχεια την συνεργασία με άλλες ειδικότητες για το σχεδιασμό και την εφαρμογή εξατομικευμένου προγράμματος παρέμβασης.

ΔΑΕ και Ειδική Γλωσσική Διαταραχή

Η Ειδική Γλωσσική Διαταραχή (ΕΓΔ) είναι μια αναπτυξιακή διαταραχή του λόγου. Τα παιδιά παρουσιάζουν σημαντική καθυστέρηση στην ανάπτυξη των γλωσσικών δεξιοτήτων συγκριτικά με τη χρονολογική τους ηλικία. Τα γλωσσικά ελλείμματα της διαταραχής μπορεί να αφορούν είτε το εκφραστικό επίπεδο του λόγου είτε το αντιληπτικό και εκφραστικό επίπεδο μαζί. Η παρουσία απώλειας ακοής, εμφανών νευρολογικών ή γνωστικών δυσλειτουργιών, διάχυτων αναπτυξιακών

διαταραχών και προβλημάτων συμπεριφοράς αποτελούν κριτήρια απο-
κλεισμού της διαταραχής (Leonard 1998).

Τα παιδιά με ΕΓΔ έχουν στο ιστορικό τους μια μικρή χρονολογι-
κή καθυστέρηση στην απόκτηση γλωσσικών οροσήμων και γενικότε-
ρα ένα πιο αργό ρυθμό γλωσσικής ανάπτυξης. Ο λόγος τους κατά την
προσχολική ηλικία είναι φτωχός, καθώς περιλαμβάνει απλουστευμένες
γραμματικές δομές, απαλοιφές γραμματικών μορφημάτων και περιο-
ρισμένο λεξιλόγιο. Τα παιδιά με ΕΓΔ μπορεί να εκδηλώσουν δυσκολί-
ες σε όλο το φάσμα της εκφραστικής ή/και προσληπτικής γλωσσικής
τους ικανότητας και οι δυσκολίες αυτές μπορεί να παραμείνουν και
κατά τη διάρκεια των σχολικών χρόνων, όπου αναμένονται δυσκολίες
στην ανάγνωση και τη γραφή.

Η αιτιολογία της ΕΓΔ δεν έχει πλήρως διευκρινιστεί, καθώς δεν
υπάρχει κάποια εμφανής νευρολογική ή οργανική δυσλειτουργία που
να δικαιολογεί την εκδήλωσή της (Leonard 1998). Μία αμφιλεγόμενη
υπόθεση υποστηρίζει ότι τα ελλείμματα στην ακουστική επεξεργασία
αποτελούν αιτιολογική βάση για την ΕΓΔ.

Είδαμε ότι οι ΔΑΕ συχνά συνυπάρχουν με μαθησιακές δυσκολίες, δι-
αταραχές του λόγου, διαταραχές ελλειμματικής προσοχής και δυσλεξία.
Υπάρχει μια στενή σχέση μεταξύ της γλώσσας, της προσοχής και των
ακουστικών δεξιοτήτων. Ωστόσο, είναι σημαντικό να σημειωθεί ότι δεν
έχουν διαταραχή ακουστικής επεξεργασίας όλα τα παιδιά που παρουσι-
άζουν κάποια γλωσσική ή μαθησιακή διαταραχή. Οι ΔΑΕ έχουν επίσης
συνδεθεί με τα παιδιά με χρόνια εκκριτική ωτίτιδα. Ερευνητές έχουν
παρατηρήσει ότι άτομα με ΔΑΕ παρουσιάζουν γλωσσικά ελλείμματα ή
αναγνωστικές δυσκολίες παρόμοιες με αυτές που παρατηρούνται στα
άτομα με ΕΓΔ. Μελέτες των Sharma et al. (2009) και Dawes et al.
(2008) έχουν τεκμηριώσει την ύπαρξη αυτών των ελλειμμάτων είτε σε
άτομα με κλινική εικόνα ΔΑΕ είτε σε εργαστηριακές δοκιμασίες ενδει-

κτικές για ΔΑΕ. Στην τεχνική αναφορά του ASHA (2005) αναφέρεται ότι οι ΔΑΕ μπορεί να οδηγήσουν ή μπορεί να σχετίζονται με δυσκολίες σε ανώτερου επιπέδου γλωσσικές λειτουργίες. Επίσης, επισημαίνεται η επικάλυψη των συμπτωμάτων μεταξύ ΔΑΕ και ΕΓΔ και υποδηλώνεται ότι η ΔΑΕ αποτελεί αιτιολογική βάση σε κάποιες γλωσσικές διαταραχές (Miller, Wagstaff 2011). Οι Tallal και Piercy (1973) υποστήριξαν ότι τα ελλείμματα στην επεξεργασία ταχέως μεταβαλλόμενων ακουστικών σημάτων δικαιολογούν, κατά ένα μέρος τουλάχιστον, τις γλωσσικές δυσκολίες που παρατηρούνται στην ειδική γλωσσική διαταραχή, συνδέοντας αδυναμίες στη φωνητική αντίληψη με την ανάπτυξη ακατάλληλων ή ανεπαρκών γλωσσικών δομών. Ωστόσο, τα επόμενα χρόνια, πολλές ανεξάρτητες ομάδες ερευνητών δεν κατάφεραν να αναπαράγουν τα ίδια ευρήματα. Συγκεκριμένα, παρόλο που αρκετά άτομα με ΕΓΔ ή ευρύτερα γλωσσικά προβλήματα είχαν δυσκολία στην επεξεργασία σύντομων και ταχέως παρουσιαζόμενων ακουστικών ερεθισμάτων ή στη διάκριση των συχνοτήτων, ένα σημαντικό ποσοστό αυτών των ατόμων απέδιδαν εντός των φυσιολογικών ορίων σε δοκιμασίες ακουστικής επεξεργασίας. Υποδείκνυαν λοιπόν ότι η ΕΓΔ μπορεί να είναι παρούσα χωρίς να υπάρχουν ελλείμματα ακουστικής επεξεργασίας. *Σύμφωνα με τους Bamiou et al (2001) το ισχυρότερο επιχείρημα υπέρ της ακουστικής βάσης για ΕΓΔ προέρχεται από τις μελέτες αποκατάστασης, καθώς διαπιστώθηκε σημαντικά μεγαλύτερη βελτίωση στην ακουστική γλωσσική επεξεργασία σε παιδιά με ΕΓΔ που έλαβαν εκπαίδευση με ηχητικά τροποποιημένη ομιλία από ό,τι στην ομάδα ελέγχου που είχε εκπαιδευτεί με φυσική ομιλία.*

Τα αποτελέσματα της έρευνας των Sharma et al φαίνεται να έρχονται σε αντίθεση με την άποψη ότι η ΔΑΕ αποτελεί αιτιολογική βάση της ΕΓΔ. Σύμφωνα με την έρευνα που πραγματοποίησαν το 2009, βρήκαν ότι περισσότερα από τα μισά παιδιά που συμμετείχαν στην έρευνα, πα-

ρουσίασαν συνύπαρξη ΔΑΕ, ΕΓΔ και δυσλεξίας. Τα παιδιά παρουσία-
σαν μια σειρά από διαφορετικούς συνδυασμούς δυσκολιών, γεγονός που
τονίζει τη σημασία της αξιολόγησης της γλώσσας, της ανάγνωσης, την
προσοχής και της μνήμης συμπληρωματικά με την ακουστική επεξεργα-
σία. Δεκατρία παιδιά με ΕΓΔ δεν είχαν ΔΑΕ με βάση τα κριτήρια που
χρησιμοποιούνται στην παρούσα μελέτη. Τα 39 παιδιά με ΕΓΔ και ΔΑΕ
(με και χωρίς δυσκολίες ανάγνωσης) είχαν δυσκολία με τις δοκιμασίες
διάγνωσης ΔΑΕ που διερευνούν την ταχύτητα χρονικής επεξεργασίας.

Η απόκτηση του προφορικού λόγου εξαρτάται από την αποτελεσμα-
τική επεξεργασία των ακουστικών ερεθισμάτων. Μερικά παιδιά με ειδική
γλωσσική διαταραχή έχουν δυσκολίες στην αντίληψη ταχέως εναλλασ-
σόμενων ακουστικών γεγονότων και δυσκολίες στην επεξεργασία ακου-
στικών πληροφοριών σύντομης διάρκειας σε σχέση με τα περιβάλλοντα
τμήματα. Η δυσκολία αυτή δεν θα επηρεάσει μόνο την φωνημική ανα-
γνώριση, αλλά και την ικανότητα του ακροατή στην αναγνώριση τμημά-
των της ομιλίας. Ένα μη ευνοϊκό ακουστικό περιβάλλον (π.χ. γρήγορη ή
αλλοιωμένη ομιλία, περιβαλλοντικός θόρυβος) μπορεί να παρεμποδίσει
την επεξεργασία της ομιλίας. Ωστόσο, είναι σημαντικό να σημειωθεί ότι
δεν παρουσιάζουν διαταραχές λόγου και ομιλίας όλα τα παιδιά που έχουν
ελλείμματα στην χρονική ακουστική επεξεργασία (Sahli 2009).

Δυστυχώς, δεν υπάρχουν γενικώς αποδεκτά πρωτόκολλα για τον
προσδιορισμό των ΔΑΕ, της ΕΓΔ και της δυσλεξίας. Συνεπώς, η έκτα-
ση της συνύπαρξης αυτών των διαταραχών εξαρτάται αφενός από τις
ειδικές διαγνωστικές δοκιμασίες που χρησιμοποιούνται κάθε φορά
για τον καθορισμό και τη διάγνωση κάθε διαταραχής και αφετέρου
από την ευαισθησία και εξειδίκευση των εργαλείων/δοκιμασιών. Στα
κριτήρια που χρησιμοποιούνται για τη διάγνωση της δυσλεξίας και
της ΕΓΔ παρατηρούνται σημαντικές αποκλίσεις, οπότε είναι πιθανό
να ποικίλει και η επικάλυψη των διαταραχών από έρευνα σε έρευνα.

Για παράδειγμα, ενώ αρκετοί ορισμοί της ΕΓΔ απαιτούν ο πρακτικός δείκτης νοημοσύνης να βρίσκεται εντός των φυσιολογικών ορίων, το κατώτατο φυσιολογικό όριο πρακτικής νοημοσύνης ποικίλλει από έρευνα σε έρευνα και κυμαίνεται ανάλογα από 75 ως 85.

Για το λόγο αυτό είναι σημαντικό η διάγνωση των διαταραχών να στηρίζεται σε πολλαπλές δοκιμασίες και όχι μόνο σε μία και στη διαδικασία της αξιολόγησης να εμπλέκονται άτομα διαφορετικών ειδικοτήτων, προκειμένου να εξασφαλιστεί μια ασφαλής διάγνωση.

ΔΑΕ και ΔΕΠ-Υ

Η *Διαταραχή Ελλειμματικής Προσοχής-Υπερκινητικότητας* (ΔΕΠ-Υ) είναι μια από τις συχνότερες αναπτυξιακές διαταραχές και εμφανίζεται ως δυσκολία στη διατήρηση εστιασμένης προσοχής ή/και υπερκινητική-παρορμητική συμπεριφορά σε βαθμό ασύμβατο με το αναπτυξιακό στάδιο του παιδιού. Τα συμπτώματα της ΔΕΠ-Υ εκδηλώνονται με ποικίλους συνδυασμούς και συνήθως περιπλέκονται με άλλα συναισθηματικά προβλήματα ή διαταραχές συμπεριφοράς. Σήμερα, η ΔΕΠ-Υ θεωρείται ότι σχετίζεται με πολλαπλούς γενετικούς ή άλλους βιολογικούς παράγοντες που προκαλούν ιδιαιτερότητες στη δομή και λειτουργία του εγκεφάλου. Η ΔΕΠ-Υ αποτελεί το συχνότερο πρόβλημα μάθησης και συμπεριφοράς της παιδικής ηλικίας, παρουσιάζεται στο 3-5% των παιδιών παγκοσμίως και στις περισσότερες περιπτώσεις σημαντικά ελλείμματα παραμένουν στην εφηβεία και στην ενήλικη ζωή (Ελληνική Εταιρεία Μελέτης ΔΕΠ-Υ).

Η ΔΕΠ-Υ μπορεί να παρουσιαστεί σε τρεις τύπους:
- συνδυασμένος τύπος, όπου το παιδί παρουσιάζει συμπτώματα απροσεξίας, υπερκινητικότητας και παρορμητικότητας,

- απρόσεχτος τύπος, όπου το παιδί παρουσιάζει κυρίως συμπτώματα απροσεξίας, και

- υπερκινητικός τύπος, όπου το παιδί παρουσιάζει κυρίως συμπτώματα υπερκινητικότητας-παρορμητικότητας.

Όπως αναφέραμε και νωρίτερα, εκτός από τα ελλείμματα στην ακρόαση, τα παιδιά με ΔΑΕ συχνά αναφέρεται ότι παρουσιάζουν προβλήματα συμπεριφοράς, όπως ελλειμματική προσοχή, δυσκολία στη συγκέντρωση και φτωχή οργάνωση, (ASHA 1996, BSA 2005), συμπτώματα που θυμίζουν ΔΕΠ-Υ (American Psychiatric Association (APA) 2000). Το γεγονός αυτό είχε εγείρει στο παρελθόν ερωτήματα σχετικά με το κατά πόσο η ΔΑΕ και η ΔΕΠ-Υ είναι διακριτές και ξεχωριστές οντότητες που ενδέχεται να συνυπάρχουν ή κατά πόσο η ΔΑΕ είναι μια εναλλακτική περιγραφική ετικέτα για τα συμπτώματα της ΔΕΠ-Υ. Είχε επίσης προταθεί ότι η ΔΕΠ-Υ είναι μια διαταραχή που έχει επιπτώσεις σε ένα ευρύ φάσμα των αντιληπτικών διαδικασιών, συμπεριλαμβανομένων και των ακουστικών (Sagvolden et al. 2005) και έτσι η ΔΑΕ μπορεί να θεωρηθεί μία μόνο πτυχή της ΔΕΠ-Υ (Dawes & Bishop 2009).

Έρευνες που πραγματοποιήθηκαν στο παρελθόν (Chermak, Somers & Seikel, 1998, Chermak, Hall & Musiek, 1999) έδειξαν ότι η ΔΑΕ και η ΔΕΠ-Υ έχουν σαφώς διαφορετικά διαγνωστικά προφίλ και σαφώς διαφοροποιημένα χαρακτηριστικά. Οι έρευνες αυτές επιτρέπουν τη διάκριση μεταξύ των συμπεριφορών που χαρακτηρίζουν τη ΔΕΠ-Υ και των συμπτωμάτων που παρατηρούνται στις ΔΑΕ. Ζητώντας από τους ειδικούς να ταξινομήσουν τις διαταραχές συμπεριφοράς που παρατηρούνται στα παιδιά που έχουν διαγνωσθεί με ΔΑΕ σε σχέση με αυτές που έχουν διαγνωστεί σε παιδιά με ΔΕΠ-Υ, οι ερευνητές έδωσαν μια λίστα σύγκρισης που μπορεί να βοηθήσει τους ειδικούς στην εκτίμηση των συμπεριφορών (Young). Η λίστα συνοψίζεται παρακάτω:

Οι συμπεριφορές που πιο συχνά παρατηρούνται στη ΔΕΠ-Υ περιλαμβάνουν:

- ελλειμματική προσοχή/απροσεξία
- αφηρημάδα
- υπερκινητικότητα
- ανησυχία
- παρορμητικότητα
- εισβολή (απρόσκλητη παρεμβολή σε συζήτηση ή δραστηριότητα άλλων)

Οι συμπεριφορές που πιο συχνά παρατηρούνται στη ΔΑΕ περιλαμβάνουν:

- δυσκολία ακρόασης σε θορυβώδες περιβάλλον
- δυσκολία στο να ακολουθήσουν οδηγίες
- φτωχές ακουστικές δεξιότητες
- μαθησιακές δυσκολίες
- φτωχές δεξιότητες ακουστικής συσχέτισης/σύνδεσης
- αφηρημάδα
- ελλειμματική προσοχή/απροσεξία

Παρατηρούμε ότι δύο από τα χαρακτηριστικά είναι κοινά και στις δύο διαταραχές και αυτά είναι, η ελλειμματική προσοχή/απροσεξία και η αφηρημάδα. Υπάρχει, ωστόσο, μια βασική διαφορά μεταξύ ΔΕΠ-Υ και ΔΑΕ. Η ΔΕΠ-Υ αποτελεί μια διαταραχή που περιλαμβάνει την αδυναμία ελέγχου της συμπεριφοράς και χαρακτηρίζεται από ένα πιο σφαιρικό έλλειμμα προσοχής, το οποίο μπορεί να οδηγήσει σε δυσκολίες στην ακουστική επεξεργασία. Η ΔΑΕ, από την άλλη, θεωρείται ότι είναι μια διαταραχή που εμποδίζει την επιλεκτική προσοχή σε ακουστικά ερεθίσματα, χαρακτηρίζεται από ένα πιο συγκεκριμένο έλλειμμα προσοχής και μπορεί να οδηγήσει σε προβλήματα συμπεριφοράς. Οι περισσότεροι μαθητές με ΔΑΕ δεν έχουν ΔΕΠ-Υ, αλλά πολλοί μαθητές με ΔΕΠ-Υ έχουν τα συμπτώματα της ΔΑΕ (Florida Department of Education 2001, Minnesota Department of Education 2003).

Είναι πλέον ευρέως αποδεκτό ότι η ΔΕΠ-Υ και η ΔΑΕ αποτελούν διακριτές διαταραχές. Αν και κάποιες μελέτες της συμπεριφοράς των παιδιών με ΔΕΠ-Υ και ΔΑΕ αναφέρουν ένα μεγάλο βαθμό αλληλοεπικάλυψης των αναφερόμενων συμπτωμάτων, υπάρχουν ορισμένες συμπεριφορές πιο συχνά συνδεόμενες με την μία ή με την άλλη διαταραχή (Chermak et al 2002, Ptok et al. 2006, Riccio et al. 1994). Παρά το γεγονός ότι ο ειδικός πρέπει να είναι σε ετοιμότητα για το ενδεχόμενο ότι η μειωμένη προσοχή μπορεί να επηρεάσει τις επιδόσεις στα τεστ ακουστικής επεξεργασίας, δεν φαίνεται λογικό να υποστηρίζεται η άποψη ότι η ΔΑΕ είναι απλά ένας άλλος τρόπος περιγραφής της ΔΕΠ-Υ. Μάλλον, φαίνεται σαν η ΔΑΕ και η ΔΕΠ-Υ συχνά να συνυπάρχουν, ενώ είναι διακριτές οντότητες. Αυτό είναι ένα συχνό εύρημα σε αναπτυξιακές διαταραχές, πιθανώς επειδή οι ίδιοι αιτιολογικοί παράγοντες μπορούν να επηρεάσουν περισσότερα από ένα συστήματα ανάπτυξης (Dawes & Bishop 2009).

Σε αυτές τις περιπτώσεις παιδιών, οι στρατηγικές διαχείρισης εξαρτώνται από τη διαγνωστική κατηγορία της πρωτογενούς διαταραχής (Chermak, Hall & Musiek, 1999). *Ο Δρ Musiek και άλλοι έχουν προτείνει ότι πολλοί μαθητές έχουν λανθασμένα διαγνωστεί με ΔΕΠ-Υ, όταν στην πραγματικότητα εκδηλώνουν μια σειρά από περιορισμούς που περιγράφονται καλύτερα με τον όρο ΔΑΕ. Επισημαίνει ότι ενώ τα ελλείμματα που σχετίζονται με ΔΕΠ-Υ επηρεάζουν πολλούς τομείς, τα ελλείμματα της ΔΑΕ αφορούν ειδικά την ακουστική επεξεργασία.*

Ο Δρ David A. Kent είναι ένας κλινικός νευροψυχολόγος στον ιδιωτικό τομέα, ο οποίος θεώρησε χρήσιμο να αναπτύξει τον ακόλουθο κατάλογο για να παρακολουθεί την επικάλυψη των συμπτωμάτων μεταξύ των δύο διαταραχών ΔΑΕ και ΔΕΠ-Υ. Ο ίδιος τονίζει ότι ο κατάλογος αυτός είναι μια βοηθητική φόρμα, η οποία καλύτερα είναι να χρησιμοποιείται για να καθοδηγήσει τον κλινικό γιατρό να κάνει περισσότερες και καλύτερες ερωτήσεις και δεν αποτελεί ένα διαγνωστικό εργαλείο ή ένα «τεστ». Τέλος, προσθέτει ότι οι μαθητές είναι μοναδικοί και μπορεί να μην πέσουν μέσα στις σωστές κατηγορίες που προτείνονται από τις στήλες σε έναν τέτοιο κατάλογο (Nowell 2009).

Ομοιότητες ανάμεσα στους μαθητές με ΔΕΠ-Υ και εκείνους με ΔΑΕ:

- μειωμένη ακουστική προσοχή
- μειωμένη ανοχή στην απογοήτευση
- δυσκολία να ακολουθήσει οδηγίες
- μειωμένα κίνητρα
- μειωμένη μνήμη
- μειωμένη αυτο-επίγνωση
- μειωμένες κοινωνικές δεξιότητες
- αφηρημάδα
- ευαισθησία σε υπερδιέγερση
- αποφυγή εργασίας
- απόσυρση/σκυθρωπός

Συμπτώματα που αφορούν μόνο τη ΔΕΠ-Υ περιλαμβάνουν:

- επιθετική συμπεριφορά
- μειωμένη οπτική προσοχή
- δυσκολία στις μεταβάσεις
- μειωμένη νοητική ευελιξία
- μειωμένο συντονισμό των κινήσεων
- υπερβολική κινητική δραστηριότητα
- παρορμητικότητα
- μειωμένη σχέση με συνομηλίκους

Συμπτώματα που αφορούν μόνο τις ΔΑΕ περιλαμβάνουν:

- μειωμένη λεκτική αφαίρεση
- μειωμένο λεκτικό νοητικό δυναμικό

ΔΑΕ και Διαταραχή αυτιστικού φάσματος

Η διαταραχή αυτιστικού φάσματος είναι ένα φάσμα νευροαναπτυξιακών διαταραχών που χαρακτηρίζονται από ποιοτική απόκλιση στην κοινωνική αλληλεπίδραση και την επικοινωνία, στερεοτυπικές συμπεριφορές και αντίσταση στην αλλαγή. Τα πρότυπα διαγνωστικά εγχειρίδια, DSM-5 και ICD-10, αναγνωρίζουν διάφορους τύπους διάχυτων αναπτυξιακών διαταραχών στα πλαίσια του φάσματος της αυτιστικής διαταραχής, όπου η αυτιστική διαταραχή (αυτισμός) και το σύνδρομο Asperger είναι οι τύποι που έχουν μελετηθεί περισσότερο.

Η συμπτωματολογία του αυτισμού και του συνδρόμου Asperger είναι παρόμοια. Ωστόσο, σε αντίθεση με τον αυτισμό, τα παιδιά που πάσχουν από αυτό έχουν συνήθως φυσιολογική ή ανώτερη νοημοσύνη, παρουσιάζουν δυσκολίες στις κοινωνικές σχέσεις, την κοινωνική προσαρμογή και την επικοινωνία, όμως οι δυσκολίες αυτές είναι πιο ήπιες σε σχέση με αυτές του αυτισμού. Το αυτιστικό φάσμα παρουσιάζει μεγάλη μεταβλητότητα, καθώς τα άτομα, τις περισσότερες φορές, παρουσιάζουν ένα συνδυασμό αυτιστικών χαρακτηριστικών και δεν είναι απαραίτητο να συναντιούνται αυτούσια όλα τα χαρακτηριστικά του συνδρόμου.

Παρόλο που τα ακουστικά αντιληπτικά ελλείμματα δεν αποτελούν μέρος των διαγνωστικών κριτηρίων για την διαταραχή του αυτιστικού φάσματος, αποτελούν ωστόσο ένα κοινώς αναφερόμενο χαρακτηριστικό. Αρκετές φορές, τα παιδιά με αυτισμό έχουν περιγραφεί ως αδιάφορα στον ήχο, με αποτέλεσμα να μην αντιδρούν ακόμη και στο άκουσμα του ονόματός τους. Σε κάποιες άλλες περιπτώσεις παρατηρείται υπερευαισθησία σε ορισμένους ήχους, εντοπισμός απαλών ήχων, μη ανιχνεύσιμων από τους άλλους ή ακραίες αντιδράσεις σε ήχους που οι άλλοι βρίσκουν αθώους (Frith 2003).

Τα τελευταία χρόνια αρκετοί ερευνητές μελέτησαν την πιθανή σχέση των ελλειμμάτων ακουστικής επεξεργασίας με τις διαταραχές αυτιστικού φάσματος. Υπάρχουν ευρήματα αυξημένων ή μειωμένων ακουστικών δεξιοτήτων σε άτομα με αυτισμό, αν και υπάρχει αβεβαιότητα σχετικά με το πώς αυτά ενδέχεται να σχετίζονται με την κατάσταση στο σύνολό της. Ο Rosenhall και η ομάδα του (1999) ανέφεραν ότι το 18% από 199 παιδιά με αυτισμό παρουσίασαν υπερακουσία. Ο Alcantara και η ομάδα του (2004) διαπίστωσαν ότι άτομα με αυτισμό υψηλής λειτουργικότητας παραπονέθηκαν για προβλήματα στην ακρόαση σε θόρυβο και είχαν φτωχότερες επιδόσεις σε ομιλία σε θόρυβο σε σύγκριση με την αντίστοιχη ηλικιακά και νοητικά ομάδα ελέγχου. Σύμφωνα με τον Alcantara (2012) μια καθυστέρηση στην ανάπτυξη της ακουστικής χρονικής επεξεργασίας φαίνεται να σχετίζεται με τη διαταραχή του αυτιστικού φάσματος. Παιδιά με σύνδρομο Asperger παρουσιάζουν μειωμένη ευαισθησία στη χρονική επεξεργασία. Σύμφωνα και με τον O'Connor (2012), η μη τυπική επεξεργασία των ακουστικών πληροφοριών είναι αναπόσπαστο μέρος της διαταραχής του φάσματος του αυτισμού. Οι διαφορές στην επεξεργασία είναι ποικίλες και κυμαίνονται από μειωμένη επεξεργασία ομιλίας σε θόρυβο μέχρι υπερευαισθησία. Κάποιες μελέτες δείχνουν ότι οι ακουστικές διαταραχές επεξεργασίας ή/και δυσκολίες στο φάσμα του αυτισμού είναι πιο πιθανό να παρουσιαστούν κατά τη διάρκεια της επεξεργασίας της σύνθετης ακουστικής πληροφορίας και είναι πιο σοβαρές για την επεξεργασία της ομιλίας από ό,τι για ερεθίσματα μη-ομιλίας.

Παρά το γεγονός ότι τα τελευταία χρόνια παρατηρείται μια ραγδαία αύξηση στην έρευνα γύρω από την ακουστική επεξεργασία και τον τρόπο που αυτή σχετίζεται με το φάσμα του αυτισμού, κοινή αποδοχή φαίνεται να αποτελεί το γεγονός ότι υπάρχουν ακόμη πολλά που μένει να γίνουν κατανοητά και ότι είναι έκδηλη η ανάγκη για περαιτέρω έρευνες στον τομέα αυτό.

Ένα άλλο ερώτημα που προκύπτει είναι το κατά πόσο τα παιδιά που ανήκουν στο αυτιστικό φάσμα είναι ικανά να ανταποκριθούν στις δοκιμασίες ακουστικής επεξεργασίας για τον έλεγχο της ύπαρξης ΔΑΕ, καθώς η ικανότητα να «περάσει» κάποιος αυτές τις δοκιμασίες εξαρτάται πολύ και από την ιδιαίτερη προσοχή που πρέπει να δώσει στους ήχους αλλά και από το κίνητρο που έχει για την ολοκλήρωση της δοκιμασίας.

Για τους λόγους αυτούς, πολλά παιδιά δεν τα πάνε καλά ή δίνουν αντιφατικά αποτελέσματα στις δοκιμασίες. Είναι δύσκολο να πει κανείς εάν οι χαμηλές επιδόσεις τους προκαλούνται από την δυσκολία στην μετάδοση ήχου από το αυτί στον εγκέφαλο, από τη δυσκολία στην ερμηνεία των ήχων από τη στιγμή που θα φτάσουν στον εγκέφαλο, ή απλά από την μειωμένη προσοχή στους ήχους ή την έλλειψη κινήτρων προκειμένου να προσπαθήσουν αρκετά να κάνουν τις κατάλληλες διακρίσεις των ήχων ή κάποιους συνδυασμούς αυτών. Ακόμη και παιδιά με τυπική ανάπτυξη δείχνουν ένα ευρύ φάσμα μεταβλητότητας στις απαντήσεις τους σε αυτές τις δοκιμασίες. Γνωρίζοντας ότι στα παιδιά με αυτισμό επηρεάζονται σε μεγάλο βαθμό η προσοχή και τα κίνητρα και λαμβάνοντας υπόψη τη δυσκολία που παρουσιάζουν στο να ανταποκριθούν με τυπικό τρόπο στους ήχους και την ομιλία, πρέπει να δοθεί ιδιαίτερη προσοχή στην αξιολόγηση και την διάγνωση ΔΑΕ (Rhea Paul 2008).

Ερωτήσεις για περαιτέρω προβληματισμό

1. Ποιες είναι οι αναπτυξιακές διαταραχές για τις οποίες γνωρίζουμε ότι μπορεί να συνυπάρχουν με ΔΑΕ;

2. Σχολιάστε την παρατήρηση του Frank Musiek ότι «οι ΔΑΕ είναι για το αυτί ότι η δυσλεξία για το μάτι».

3. Τι σημαίνει ο όρος «φωνολογική επεξεργασία/ενημερότητα»;

4. Ποια είναι η σχέση δυσλεξίας και ΔΑΕ; Ποια είναι η σημασία του τρόπου με τον οποίο γίνεται η διάγνωση της δυσλεξίας και τα χαρακτηριστικά στα οποία αυτή βασίζεται;

5. Ποια είναι τα ποσοστά συνύπαρξης δυσλεξίας και ΔΑΕ όπως προκύπτουν από τις σύγχρονες έρευνες;

6. Ποια είναι η σχέση της Ειδικής Γλωσσικής Διαταραχής και των ΔΑΕ;

7. Πώς ενισχύεται η σχέση της ΕΓΔ με τις ΔΑΕ όταν συνυπολογίσουμε την επίδραση της ακουστικής εκπαίδευσης;

8. Αναφέρετε τους λόγους για τους οποίους συγχέεται η ΔΑΕ με τη ΔΕΠ-Υ.

9. Σε ποιο βαθμό θεωρείτε ότι θα σας βοηθούσε στην καθημερινή πρακτική η λίστα των εκδηλώσεων ΔΑΕ και ΔΕΠ-Υ του Dr. Kent;

10. Αναφέρετε τα ακουστικά αντιληπτικά προβλήματα που παρουσιάζουν παιδιά στο αυτιστικό φάσμα.

11. Ποιο χαρακτηριστικό της ακουστικής επεξεργασίας παρουσιάζεται ελλειμματικό σε παιδιά στο φάσμα του αυτισμού και σ. Asberger όπως προκύπτει από τις σύγχρονες έρευνες;

12. Ποιες είναι οι δυσκολίες της εξέτασης για ΔΑΕ σε παιδιά στο φάσμα του αυτισμού; Πώς μπορείτε να τις αντιμετωπίσετε;

Κεφάλαιο 6

Ειδική αγωγή και ΔΑΕ

Ιωάννα Σερέτη - Βασιλική Ηλιάδου

Η Διαταραχή Ακουστικής Επεξεργασίας (ΔΑΕ) πρόσφατα αναγνωρίστηκε ως διαταραχή στα επίσημα εγχειρίδια ταξινόμησης (ICD 10). Τις τελευταίες δεκαετίες έχει αυξηθεί σημαντικά ο αριθμός των επιστημονικών εργασιών σχετικά με την ακουστική επεξεργασία και αυτό αντικατοπτρίζει το ενδιαφέρον για έγκαιρη αξιολόγηση και αποτελεσματικότερη παρέμβαση. Οι εκπαιδευτικοί θα πρέπει να γνωρίζουν τα βασικά χαρακτηριστικά της διαταραχής ώστε να καθοδηγήσουν σε έγκαιρο έλεγχο για τη διάγνωση ή/και την αντιμετώπιση της. Επιπλέον, οι ειδικοί παιδαγωγοί μπορούν να τροποποιήσουν την παρέμβασή τους και να παρακολουθήσουν την εξέλιξη των παιδιών με ΔΑΕ.

Δεν είναι λίγες οι φορές που ο γονιός δεν καταλαβαίνει γιατί να αξιολογηθεί το παιδί του για ΔΑΕ αν αυτό δεν έχει συγκεκριμένα ακουστικά προβλήματα, όπως τα αντιλαμβάνεται ο γονιός, και αν δεν είναι κωφό. Επίσης, κάποια από τα ακουστικά του ελλείμματα μπορεί να μην γίνονται αντιληπτά στο ήσυχο περιβάλλον του σπιτιού ή του τμήματος ένταξης.

Θα πρέπει να διευκρινιστεί πως δυστυχώς δεν υπάρχει τρόπος με βάση συνδυασμό συμπτωμάτων και συμπεριφοράς να διακρίνει ο παιδαγωγός αν ένα παιδί έχει ή όχι ΔΑΕ. Πρέπει να είναι ενήμερος ποιες συμπεριφορές και συμπτώματα ενός παιδιού θα πρέπει να θέτουν την υποψία για πιθανή ύπαρξη Διαταραχής Ακουστικής Επεξεργασίας. Η διάγνωση απαιτεί χρόνο, εξειδικευμένη γνώση και προσεκτικό συνυπολογισμό σειράς παραμέτρων που αφορούν το αναπτυξιακό προφίλ και το ιατρικό ιστορικό του κάθε εξεταζόμενου. Τα παραπάνω αποτελούν ευθύνη του εξειδικευμένου ΩΡΛ-ακουολόγου.

Ο εκπαιδευτικός συνήθως γνωρίζει κάποια στοιχεία ως προς τη δυσλεξία ή τη διάσπαση προσοχής (ΔΕΠ-Υ). Όμως, είναι δυνατόν να καθυστερήσει αρκετά ή και να παραμείνει αδιάγνωστη η Διαταραχή Ακουστικής Επεξεργασίας καθώς σε πολλές περιπτώσεις υπάρχουν κοινά συμπτώματα ανάμεσα στη ΔΑΕ και στις διάφορες μαθησιακές και αναπτυξιακές διαταραχές. Αυτό κυρίως οφείλεται στην έλλειψη της γνώσης ύπαρξης της διαταραχής και στο γεγονός πως ό,τι δεν το γνωρίζουμε, δεν μπορούμε και να το διακρίνουμε ως πιθανό προκειμένου να το στείλουμε για διαγνωστική διερεύνηση.

Λόγω της ετερογένειας των ΔΑΕ και της πιθανότητας συνύπαρξης με άλλες διαταραχές (μαθησιακές/αναπτυξιακές) η παροχή υπηρεσιών που σχετίζονται με την ανίχνευση, τη διάγνωση και την αντιμετώπιση των ΔΑΕ θα πρέπει να στηρίζεται στη σύγχρονη προσέγγιση με βάση τα τρέχοντα επιστημονικά δεδομένα και να προσαρμόζεται ανάλογα. Ο ειδικός παιδαγωγός οφείλει να παρακολουθεί και να εκπαιδεύεται στο συγκεκριμένο αντικείμενο προκειμένου να παρέχει τις καλύτερες δυνατές υπηρεσίες ως προς την υποψία και την αντιμετώπιση και να παραπέμπει για διάγνωση στο ειδικό ιατρείο ψυχοακουστικής.

Σε αρκετές περιπτώσεις η έλλειψη γνώσης για τη διαταραχή οδηγεί τους γονείς σε δυσπιστία ως προς την ανάγκη διερεύνησής της ή ακόμα πιο συχνά, οι γονείς θεωρούν πως το παιδί τους δεν έχει πρόβλημα με το πώς ακούει στο θόρυβο, απλά είναι αφηρημένο ή απορροφημένο στο παιχνίδι του. Δεν είναι λίγες οι περιπτώσεις που οι γονείς όταν ερωτηθούν για το αν το παιδί τους ακούει καλά στο θόρυβο, απαντούν πως το παιδί ακούει μια χαρά και το ίδιο καλά στην ησυχία και το θόρυβο. Αυτό το τελευταίο δεν μπορεί να ισχύει ακόμα και σε ένα φυσιολογικό παιδί. Η ακοή στην ησυχία είναι πάντα καλύτερη από αυτή στο θόρυβο. Απλώς οι γονείς δεν το έχουν παρατηρήσει καθόλου, γιατί δεν έχουν ακούσει ότι υπάρχει η συγκεκριμένη ακουστική διαταραχή με κύριο σύμπτωμα την υπέρμετρη δυσκολία ακοής σε θόρυβο.

Αρχικά, η λεπτομερής αξιολόγηση των επιμέρους ακουστικών δυσκολιών μπορεί να οδηγήσει σε αποτελεσματικότερη και καταλληλότερη εξατομικευμένη παρέμβαση. Αυτό οφείλεται στην ποικιλομορφία των συμπτωμάτων σε παιδιά με ΔΑΕ. Μετά από κάθε αξιολόγηση θέτονται συγκεκριμένοι στόχοι που προκύπτουν από τα αποτελέσματά της και έτσι αποφασίζεται η ακουστική παράλληλα με την παιδαγωγική παρέμβαση. Οι ειδικοί για να αξιολογήσουν τα παιδιά για τα οποία υπάρχει υποψία για μαθησιακές δυσκολίες χρησιμοποιούν επιμέρους ψυχοακουστικές δοκιμασίες. Αυτές οι δοκιμασίες μεμονωμένα δεν δίνουν ολοκληρωμένο προφίλ ακουστικής επεξεργασίας, επειδή η καθεμία αξιολογεί συγκεκριμένη διαφορετική ικανότητα ακουστικής επεξεργασίας τόσο σαν γνωστικές περιοχές (ακουστική μνήμη, ακουστική προσοχή, γλωσσικές ικανότητες), όσο και σαν διαφοροποιήσεις του βασικού ελλείμματος (χρονική διάκριση, ακολουθία). Η χορήγηση των δοκιμασιών διαχωρίζει τα παιδιά για τα οποία υπάρχει υποψία για μαθησιακές δυσκολίες σε αυτά που έχουν φυσιολογικές για την ηλικία τους ικανότητες ακουστικής επεξεργασίας και σε αυτά που χρειάζονται επιπλέον αξιολόγηση και πιθανή παρέμβαση.

Επιπρόσθετα, η συνύπαρξη της ΔΑΕ με άλλες διαταραχές καθιστά απαραίτητη την έγκαιρη αξιολόγηση και τη διαφορική διάγνωση. Εξαιτίας της ετερογένειας πολλών διαταραχών, η διάγνωση μπορεί να συμβάλλει στην αντιμετώπιση ελλειμμάτων στην επεξεργασία της ακουστικής πληροφορίας, τα οποία σε συγκεκριμένες περιπτώσεις ενδέχεται να επηρεάζουν το γενικότερο μαθησιακό προφίλ των παιδιών. Αυτό ασκεί επιρροές στη διδασκαλία με πολλούς τρόπους. Για παράδειγμα, *ένα παιδί με μαθησιακές δυσκολίες στο οποίο συνυπάρχει η ΔΑΕ θα μπορούσε να δυσκολεύεται και σε προφορικές εξετάσεις.*

Πιο συγκεκριμένα, όταν πρόκειται για παιδιά με μαθησιακές δυσκολίες, είναι προτιμότερο να εφαρμόζεται εκπαιδευτική παρέμβαση και ακουστική εξάσκηση αφού προηγηθεί η αξιολόγηση των ελλειμμάτων ακουστικής επεξεργασίας. Η παρουσία της διαταραχής μπορεί να δυσκολεύει το παιδί να έχει μια επιτυχημένη ακουστική επεξεργασία σε μη ιδανικά περιβάλλοντα, όπως το σχολικό θορυβώδες περιβάλλον και έτσι μπορεί να έχει αρνητικές συνέπειες σε ολόκληρη τη μαθησιακή διαδικασία.

Η διαφορική διάγνωση και η επιμέρους αξιολόγηση των ατομικών ελλειμμάτων είναι χρήσιμη για την αποσαφήνιση των εννοιών και προάγει τη χρήση κοινής ορολογίας από όλους τους εμπλεκόμενους ειδικούς. Συχνά χρησιμοποιούμε διαφορετικές ετικέτες για τα ίδια συμπτώματα. Οι ειδικοί που ασχολούνται με τη θεραπευτική και την εκπαιδευτική παρέμβαση είναι πολλοί, ειδικός και γενικός παιδαγωγός, λογοθεραπευτής, εξειδικευμένοι γιατροί, κ.α. Όλοι αυτοί θα ήταν καλό να έχουν *κοινά σημεία αναφοράς* ώστε να συνεργάζονται αποτελεσματικότερα προς όφελος του παιδιού.

Η έγκαιρη διαχείριση του ελλείμματος της περιφερειακής ακοής, η οποία επίσης ελέγχεται κατά την διαγνωστική προσέγγιση των ΔΑΕ, ειδικά κατά τη διάρκεια της κρίσιμης περιόδου της παιδικής ηλικίας, μπορεί να ανακουφίσει δυσκολίες σχετικές με την ακοή σε θορυβώδη περιβάλλοντα. Τα παιδιά που αξιολογούνται και διαγιγνώσκονται με ΔΑΕ συχνά έχουν ιστορικό με υποτροπιάζουσες εκκριτικές ωτίτιδες. Η γλωσσική ανάπτυξη, η επικοινωνία και οι δυσκολίες στη μάθηση μπορούν να επηρεαστούν από τις ωτίτιδες και τα ελλείμματα στην ακουστική επεξεργασία. Όσο πιο έγκαιρη και πιο αναλυτική είναι η αξιολόγηση τόσο πιο κατάλληλο, εξατομικευμένο και προσαρμοσμένο στις ανάγκες θα είναι το εκπαιδευτικό πρόγραμμα.

Σημαντικό είναι να τονιστεί ότι μια εξέταση έχει στατικό χαρακτήρα και κάθε αξιολόγηση αποτελεί φωτογραφία της στιγμής. Οι ικανότητες του παιδιού αναπτύσσονται, εκπαιδεύονται και αλλάζουν συνεχώς. Η αξιολόγηση στην εκπαίδευση είναι μία συνεχής διαδικασία, η οποία επανατροφοδοτεί τον εκπαιδευτικό και τον βοηθά να πάρει αποφάσεις τόσο για τη μεθοδολογία και το περιεχόμενο όσο και τα υλικά της διδασκαλίας. Επομένως, είναι πολύ σημαντική η συνεχής παρακολούθηση της ακουστικής αντίληψης για την επιτυχή παρέμβαση.

Όπως αναφέρθηκε προηγουμένως, η συνύπαρξη της ΔΑΕ με άλλες διαταραχές είναι συχνή. Η αλληλεπίδραση ανάμεσα στις γνωστικές λειτουργίες και στην αισθητηριακή επεξεργασία είναι δυναμική και πολυεπίπεδη. Ως γνωστική λειτουργία ορίζεται η επεξεργασία πληροφοριών που εισάγονται στον εγκέφαλο από τον έξω κόσμο διαμέσου αισθητηριακών πυλών. Τα ελλείμματα στην ακουστική επεξεργασία έχουν επίπτωση στην ενσωμάτωση πληροφοριών από διαφορετικά αισθητηριακά κανάλια, μάθηση και προσοχή. Αυτό μπορεί να οδηγήσει σε διαταραχές επικοινωνίας ή και ακαδημαϊκές δυσκολίες. Αυτός είναι και ο λόγος που τα παιδιά με αναπτυξιακές διαταραχές ή και γλωσσικές διαταραχές θα πρέπει να ελέγχονται για ΔΑΕ. Η ΔΑΕ μπορεί να συνυπάρχει με διάφορες αναπτυξιακές διαταραχές, όπως τη διαταραχή στο φάσμα του αυτισμού, τη δυσλεξία, την ειδική γλωσσική διαταραχή, τη διαταραχή ελλειμματικής προσοχής ή και την υπερκινητικότητα. Δεν είναι ξεκάθαρο αν υπάρχει σχέση αιτίας-αποτελέσματος ανάμεσα στις διάφορες άλλες διαταραχές και στη διαταραχή ακουστικής επεξεργασίας, ωστόσο η συνύπαρξη είναι δεδομένη.

Η ακουστική συμπεριφορά των παιδιών με ΔΑΕ, όπως προκύπτει από το ερωτηματολόγιο CHAPPS το οποίο συμπληρώνουν οι γονείς, ποικίλλει και δεν είναι απαραίτητα διαγνωστική για ΔΑΕ διότι υπάρχει σημαντική αλληλοεπικάλυψη με άλλες αναπτυξιακές διαταραχές Iliadou & Bamiou (2012). Τα περισσότερα από τα παιδιά που αξιολογούνται για πιθανή ΔΑΕ έχουν δυσκολία στο να καταλάβουν το λόγο σε θόρυβο. Πολλές έρευνες συμφωνούν στο ότι η δυσκολία να καταλάβουν το λόγο σε θόρυβο συναντάται και σε άλλες αναπτυξιακές διαταραχές ή μπορεί να οφείλεται σε άλλους παράγοντες γλωσσικής επάρκειας και όχι αποκλειστικά στις ΔΑΕ. Οι πληροφορίες που λαμβάνουμε από τους γονείς σχετικά με το πώς ακούν τα παιδιά σε διαφορετικές καταστάσεις (ιδανικές συνθήκες, ησυχία, θόρυβος) και σχετικά με τις ακουστικές δεξιότητες της μνήμης και της προσοχής μπορεί να βοηθήσουν στη διαφοροποίηση παιδιών που έχουν ΔΑΕ από άλλες δυσκολίες. Στο σημείο αυτό χρειάζεται ιδιαίτερη προσοχή, καθώς είναι πιθανό οι γονείς να υποβαθμίζουν, να μην συνειδητοποιούν ή να αποδίδουν σε άλλα αίτια τις δυσκολίες των παιδιών τους σε διάφορες ακουστικές συνθήκες. Για παράδειγμα, συμβαίνει συχνά ο γονιός να θεωρεί ότι το παιδί του δεν έχει κανένα απολύτως πρόβλημα σε θέματα ακοής και όταν βρεθεί πρόβλημα από τον ειδικό ΩΡΛ-Ακουολόγο να αναγνωρίσει τις δυσκολίες του παιδιού του, αλλά να τονίσει πως ήταν σίγουρος ότι αυτό οφειλόταν σε έλλειψη προσοχής, αδιαφορία ή και συγκέντρωση προσοχής σε άλλη δραστηριότητα.

Παρακάτω παραθέτονται λεπτομέρειες σχετικές με τη διαταραχή στο φάσμα του αυτισμού, τις μαθησιακές δυσκολίες και την ειδική γλωσσική διαταραχή. Ο λόγος που δεν εξετάζονται όλες οι υπόλοιπες διαταραχές είναι το γεγονός ότι αυτές οι τρεις αποτελούν τις πιο συχνές διαταραχές στην ειδική αγωγή και στην εκπαίδευση.

Κατά πρώτο λόγο, θα γίνει αναφορά για τη συνύπαρξη της διαταραχής στο φάσμα του αυτισμού με την διαταραχή ακουστικής επεξεργασίας. Τα άτομα με διαταραχή στο αυτιστικό φάσμα χαρακτηρίζονται από δυσκολίες στις κοινωνικές αλληλεπιδράσεις, επικοινωνιακά ελλείμματα και επαναλαμβανόμενες στερεοτυπικές συμπεριφορές. Συχνά αναφέρονται ακουστικά αισθητηριακά συμπτώματα τα οποία είναι έντονα, αλλά δεν συμπεριλαμβάνονται στα διαγνωστικά κριτήρια. Τα παιδιά αυτά, αν και παρουσιάζουν όμοια ικανότητα πρόσληψης του λόγου σε σύγκριση με τα τυπικά αναπτυσσόμενα παιδιά σε περιβαλλοντικό θόρυβο, χρειάζονται κατά 2-4 dB εντονότερο το λόγο σε μεταβαλλόμενο θόρυβο. Ο μεταβαλλόμενος θόρυβος είναι πιο πιθανό να υπάρχει στη σχολική τάξη και την καθημερινή ζωή του παιδιού. Αυτή η δυσκολία έχει επιπτώσεις στην επικοινωνία της καθημερινής ζωής και στην ακαδημαϊκή μάθηση, καθώς επηρεάζεται η ανάπτυξη των φωνολογικών δεξιοτήτων σε παιδιά με ανώριμο κεντρικό ακουστικό σύστημα ή και νευροαναπτυξιακές διαταραχές. Το φάσμα του αυτισμού συνδέεται με καθυστέρηση στην αντίληψη χρονικής επεξεργασίας και αυτή μπορεί να επιμένει στην ενήλικη ζωή απαιτώντας εξατομικευμένη παρέμβαση. Τα άτομα που έχουν διαγνωστεί με αναπτυξιακή δυσλεξία και ειδική γλωσσική διαταραχή διαφέρουν σε σχέση με τα άτομα με διαταραχή στο φάσμα του αυτισμού. Η διαφορά είναι ότι, στα τελευταία παρατηρείται έλλειμμα στην αντίληψη της ομιλίας μόνο σε μεταβαλλόμενο θόρυβο, ενώ στις άλλες διαταραχές τα ελλείμματα παρατηρούνται ακόμα και σε μη μεταβαλλόμενο περιβαλλοντικό θόρυβο.

Στα θορυβώδη περιβάλλοντα της σχολικής τάξης και με τις διακυμάνσεις ως προς τις συχνότητες του ήχου, ένα παιδί με φυσιολογική ακουστική επεξεργασία μπορεί απομονώνοντας το θόρυβο να αναγνωρίσει ικανοποιητικά την ομιλία-στόχο της δασκάλας. Αυτό είναι πιο εύκολο και αποτελεσματικό, όταν για παράδειγμα ο θόρυβος περιλαμβάνει περισσότερο χαμηλές συχνότητες και η ομιλία-στόχος υψηλότερες συχνότητες. Αυτό επιτρέπει πιο εύκολα τον διαχωρισμό των συχνοτήτων και την αποτελεσματικότερη αντίληψη της ομιλίας.

Κατά δεύτερο λόγο, θα γίνει αναφορά στη συνύπαρξη ΔΑΕ με δυσλεξία. Στα δυσλεκτικά παιδιά έως και 50% μπορεί να έχουν ελλείμματα ακουστικής επεξεργασίας. Η συνύπαρξη αυτών των δύο διαταραχών καθιστά πολύπλοκη την κατάσταση, γιατί η ΔΑΕ είναι ένας σοβαρός παράγοντας που μπορεί να συνεισφέρει στις αδύναμες φωνολογικές δεξιότητες. Στα δυσλεκτικά παιδιά με ΔΑΕ η παρουσία ελλείμματος ακουστικής επεξεργασίας μπορεί να εξηγήσει ή να συναθροίσει τη δυσκολία στη μαθησιακή διαδικασία.

Η ΔΑΕ δεν είναι η άμεση αιτία των αναγνωστικών προβλημάτων αλλά επηρεάζει την ακουστική αντίληψη και τη μάθηση. Θα πρέπει να τονιστεί ότι το κάθε παιδί με μαθησιακές δυσκολίες μπορεί να παρουσιάζει διαφορετικά ελλείμματα ακουστικής επεξεργασίας, τα οποία μπορεί να συνδέονται με φτωχές φωνολογικές ικανότητες που συναντώνται και στη δυσλεξία. Διαφορετικές μορφές ελλειμμάτων ακουστικής επεξεργασίας μπορεί να συνεισφέρουν στην εμφάνιση αναγνωστικών δυσκολιών. Το παιδί με ΔΑΕ έχει τόσο ακουστικά όσο και μαθησιακά ελλείμματα και συχνά γλωσσικές και αναγνωστικές δυσκολίες.

Επιπλέον, στην έρευνα Klingberg (2000) η ομάδα των ατόμων με δυσλεξία που παρουσιάζεται και με διαταραχές ακουστικής επεξεργασίας είναι στο εύρος 40-50%. Οι ερευνητές έχουν αναφέρει ελλείμματα σε μία ή περισσότερες δοκιμασίες ακουστικής επεξεργασίας σε ομάδα δυσλεκτικών παιδιών. Η μείωση ή η απουσία δραστηριότητας στο αριστερό ημισφαίριο, στον κροταφοβρεγματικό φλοιό, αναφέρεται σε δυσλεκτικά παιδιά και ενήλικες από διαφορετικά γλωσσικά και πολιτισμικά πλαίσια.

Σύμφωνα με άλλες έρευνες, παιδιά με μαθησιακές δυσκολίες παρουσιάζουν δυσκολίες διάκρισης της ομιλίας σε θόρυβο, της χρονικής επεξεργασίας και της ικανότητας διάκρισης συχνοτήτων. Η σοβαρότητα των ελλειμμάτων ακουστικής επεξεργασίας ήταν διαφορετική στην ομάδα ΔΑΕ με δυσλεξία και στην ομάδα ΔΑΕ χωρίς δυσλεξία, δείχνοντας ότι αυτές οι δύο ομάδες είναι κλινικά διαφορετικές (Iliadou et al 2009). Σύμφωνα με τον Ramus (2003) 10 στους 16 δυσλεκτικούς ενήλικες έχουν ακουστικό έλλειμα, το οποίο δεν χαρακτηρίζεται μόνο από σημαντικά προβλήματα στην χρονική επεξεργασία και δεν περιορίζεται στο λόγο. Σε έρευνα (Iliadou & συνεργάτες, 2009) σε ελληνικό πληθυσμό βρέθηκε να συνυπάρχει δυσλεξία με ΔΑΕ στο 25% των περιπτώσεων σε παιδιά με αναφερόμενες μαθησιακές δυσκολίες. Η υψηλή συχνότητα της ΔΑΕ σε ομάδα παιδιών τα οποία παραπέμφθηκαν να αξιολογηθούν για μαθησιακές δυσκολίες, οδηγεί στο συμπέρασμα ότι τα παιδιά αυτά θα πρέπει να διερευνώνται και για ΔΑΕ. Τις τελευταίες δεκαετίες η έρευνα έδειξε ότι η ακουστική εκπαίδευση μπορεί να βελτιώσει τη φωνολογική επίγνωση, την αναγνωστική ικανότητα και την ικανότητα λόγου.

Η ειδική γλωσσική διαταραχή χαρακτηρίζεται από αποτυχία στην ανάπτυξη φυσιολογικών γλωσσικών δεξιοτήτων χωρίς την παρουσία νευρολογικής διαταραχής, απώλειας ακοής ή μη φυσιολογικής νοημοσύνης. Το δημοσιευμένο υλικό στην ειδική γλωσσική διαταραχή αποτυγχάνει να συμπεριλάβει διαγνωστικά τεστ ώστε να αποκλείσει την παρουσία νευρολογικής διαταραχής και σε πολλές περιπτώσεις δεν συμπεριλαμβάνει καμία ακουστική δοκιμασία. Η διάγνωση, στις περισσότερες περιπτώσεις, βασίζεται στο γεγονός ότι δεν υπάρχει αναφερόμενη νευρολογική διαταραχή, χωρίς να έχει προηγηθεί παιδονευρολογική εκτίμηση. Η ακουστική διάγνωση συνήθως περιορίζεται μόνο στο αν πρόκειται για ένα κωφό ή βαρήκοο παιδί, χωρίς να υπολογίζονται οι πολύ συχνές εκκριτικές ωτίτιδες στα παιδιά των πρώτων τάξεων του δημοτικού. Οι δεξιότητες διάκρισης σε ένα πρώιμο επίπεδο δείχνουν δυσκολίες σε παιδιά με ειδική γλωσσική διαταραχή τόσο στις γλωσσικές όσο και στις μη γλωσσικές αντιληπτικές δεξιότητες. Αυτό δείχνει ότι υπάρχει σχέση μεταξύ των συμπτωμάτων της ειδικής γλωσσικής διαταραχής με τις μη λεκτικές δυσκολίες επεξεργασίας.

Η ακουστική συμπεριφορά των παιδιών με ΔΑΕ μπορεί να επηρεάζεται και από ανώτερες γνωστικές λειτουργίες. Ο ερευνητής Song και οι συνεργάτες του (2012) συμπεραίνουν ότι η εκπαίδευση που ενισχύει ακουστικά και επικοινωνιακά και συνδυάζει αισθητηριακά και γνωστικά στοιχεία μπορεί να βελτιώσει την ικανότητα του κεντρικού νευρικού συστήματος να αποκωδικοποιεί ακουστικά ερεθίσματα. Σύμφωνα με αυτούς, *ένας κρίσιμος παράγοντας είναι η ακουστική εκπαίδευση να έχει αντίκτυπο στην ακρόαση σε πραγματικές συνθήκες στην καθημερινή ζωή.*

Από όλα όσα προηγήθηκαν, διαφαίνεται η αναγκαιότητα των εξατομικευμένων εκπαιδευτικών παρεμβάσεων. Πιο κάτω παρουσιάζονται κάποιες ενδεικτικές από αυτές τις παρεμβάσεις που μπορούν να εφαρμοστούν σε ένα σχολικό πλαίσιο προκειμένου να βοηθηθεί ένα παιδί με διάγνωση ΔΑΕ.

Αρχικά, θα ήταν ωφέλιμη η εξατομικευμένη ακουστική εκπαίδευση. Για αυτήν αξιοποιούνται τα αποτελέσματα των ακουστικών δοκιμασιών στις οποίες έχει υποβληθεί το παιδί κατά την αξιολόγηση της διαταραχής. Για το κάθε παιδί θα καταρτιστεί ένα εξατομικευμένο πρόγραμμα, με στόχο τη βελτίωση των ακουστικών του ελλειμμάτων.

Επιπλέον, με τη χρήση της νέας τεχνολογίας θα μπορούσε να ενισχυθεί το ακουστικό σήμα μέσα στη σχολική τάξη. Τα FM συστήματα τα οποία είναι συστήματα με πομπό, δέκτη και μικρόφωνο αποτελούν μία διεθνώς καθιερωμένη πρακτική. Αυτά είναι πολύ βοηθητικά για τους μαθητές με διαταραχή ακουστικής επεξεργασίας.

Συχνά κάποιες μικρές τροποποιήσεις στο εκπαιδευτικό περιβάλλον θα μπορούσαν να αποτελέσουν μια οικονομική και αποτελεσματική αντιμετώπιση. Πιο αναλυτικά, ο μαθητής θα μπορούσε να διευκολυνθεί αν περιοριστεί ο θόρυβος της τάξης με διάφορους τρόπους. Η θέση του μαθητή θα πρέπει να επιλεγεί προσεκτικά. Είναι προτιμότερο ο μαθητής να κάθεται σε μικρή απόσταση από τον εκπαιδευτικό και όχι κοντά σε ανοικτά παράθυρα τα οποία αποτελούν πηγή επιπλέον θορύβου. Όταν τα θρανία τοποθετούνται σε κύκλο ο εκπαιδευτικός μετακινείται λιγότερο ενώ μιλάει και επιπλέον επιτυγχάνεται μικρότερη απόσταση και ευνοϊκότερη οπτική επαφή με τους συμμαθητές και τον εκπαιδευτικό. Ακόμα, οι μοκέτες και οι κουρτίνες περιορίζουν τις ηχητικές αντανακλάσεις στο χώρο, μειώνοντας τον θόρυβο.

Η εκπαιδευτική παρέμβαση στη γλώσσα και στην επικοινωνία θα μπορούσε να ωφελήσει ένα παιδί με ΔΑΕ. Αυτή η παρέμβαση μπορεί να συμπεριλαμβάνει εξάσκηση στη φωνολογική ενημερότητα, στη χρήση μεταγλωσσικών στρατηγικών, στον εμπλουτισμό του λεξιλογίου, στην ικανότητα πρόβλεψης της προφορικής επικοινωνίας, καθώς και άλλες ασκήσεις ανάλογα με τις ατομικές ανάγκες.

Η διδασκαλία των γνωστικών και των μεταγνωστικών στρατηγικών και η χρήση τους από τους μαθητές μπορεί να βοηθήσει σημαντικά. Έτσι, ο αυτοέλεγχος της παρακολούθησης, η ακουστική μνήμη, η ακουστική προσοχή, η αναγνώριση σημαντικών ακουστικών πληροφοριών, η ενεργητική ακρόαση και η εκμάθηση λύσης προβλημάτων αποτελούν στρατηγικές τις οποίες αν τις χρησιμοποιούν οι μαθητές, θα έχουν βελτίωση στην ακουστική τους επεξεργασία και στη μάθηση γενικότερα. Ο μαθητής θα μπορούσε να προετοιμάζει το μάθημα της επόμενης μέρας ώστε να έχει μια πρώτη ακουστική επαφή με τις νέες έννοιες και να μην τις ακούει για πρώτη φορά την ώρα του μαθήματος. Αν υπάρχει η δυνατότητα, ένας άλλος μαθητής θα μπορούσε να του δίνει σημειώσεις. Η ηχογράφηση της διδασκαλίας ίσως να βοηθούσε κάποιους μαθητές.

Αν και προτάθηκαν αυτοί οι ενδεικτικοί τρόποι αντιμετώπισης, δεν θα πρέπει να ξεχνάμε ότι καμία πρακτική δεν αποτελεί πανάκεια και ότι κάθε αξιολόγηση είναι μοναδική και συνεπάγεται μία εξίσου μοναδική και προσαρμοσμένη στις ατομικές ανάγκες παρέμβαση. Σε κάθε περίπτωση θα πρέπει να συνεκτιμούνται τα διαφορετικά πλαίσια, τα ελλείμματα, οι ικανότητες και οι συγκεκριμένες εξατομικευμένες ανάγκες του κάθε μαθητή, της οικογένειάς του καθώς και των υπολοίπων συμμαθητών του.

Οι εκπαιδευτικοί, οι οποίοι έχουν στην ευθύνη τους ολοένα και περισσότερα παιδιά ανά τμήμα, μπορεί να μην έχουν τον χρόνο να προσέξουν την συμπεριφορά ενός συγκεκριμένου παιδιού ή ακόμα και αν έχουν το κίνητρο, να μην γνωρίζουν τη συγκεκριμένη διαταραχή. Οι ειδικοί παιδαγωγοί έχουν συνήθως περισσότερο χρόνο να προσφέρουν σε κάθε παιδί χωριστά, αλλά μπορεί κι αυτοί να μην είναι ενήμεροι για την Διαταραχή Ακουστικής Επεξεργασίας και για το πώς αυτή αντιμετωπίζεται. Η ενημέρωση και συνεχής εκπαίδευσή τους σε ό,τι αφορά την συγκεκριμένη διαταραχή είναι απαραίτητη προκειμένου να δοθούν οι ίδιες δυνατότητες μάθησης και εκπαιδευτικής εξέλιξης σε παιδιά με ΔΑΕ.

Ερωτήσεις για περαιτέρω κατανόηση

1. Σε ποιο περιβάλλον θα πρέπει να σκεφτόμαστε ότι λειτουργεί το παιδί;

2. Ποια είναι η συνηθέστερη απάντηση των γονιών στην ερώτηση για το πώς ακούει το παιδί τους στο θόρυβο; Γιατί;

3. Ποια είναι η σημασία της ενημέρωσης των παιδαγωγών για τις ΔΑΕ;

4. Σε ποιο βαθμό παρατηρείτε ότι δε μοιράζεστε την ίδια ορολογία με ειδικούς άλλων γνωστικών αντικειμένων; Ποιες είναι οι επιπτώσεις για το παιδί;

5. Ποιο είναι το είδος θορύβου που περισσότερο δυσκολεύει τα παιδιά στο φάσμα του αυτισμού; Ποια σχέση έχει το συγκεκριμένο είδος θορύβου με τις πραγματικές συνθήκες;

6. Έως ποιο ποσοστό μπορεί να συνυπάρχει η ΔΑΕ σε δυσλεξικά παιδιά; Ποια είναι η σημασία της συνύπαρξης των δύο διαταραχών;

7. Ποια είναι μία πιθανή αδυναμία στον τρόπο με τον οποίο τίθεται η διάγνωση της ειδικής γλωσσικής διαταραχής;

8. Αναφέρετε ορισμένες από τις εκπαιδευτικές παρεμβάσεις, οι οποίες θα βοηθούσαν ένα παιδί με ΔΑΕ μέσα στην σχολική τάξη. Ποιες από αυτές μπορείτε άμεσα να πραγματοποιήσετε;

Κεφάλαιο 7

Παιδοακουλογία

Νίκος Ελευθεριάδης

Η παιδοακουλογία αποτελεί προέκταση της ακουλογίας και εφαρμόζει πολλές από τις μεθόδους της συμβατικής προσέγγισης των προβλημάτων ακοής. Η κύρια και ουσιαστική διαφορά εντοπίζεται στο γεγονός ότι σε αντίθεση με την ακουλογία των ενηλίκων, εξετάζει και διερευνά το εξελισσόμενο ακουστικό σύστημα των παιδιών στα διάφορα στάδια από τα οποία αυτό διέρχεται. Επιπλέον, η συμμετοχή και συνεργασία των παιδιών στις διάφορες εξετάσεις εξαρτάται τόσο από την ηλικία τους όσο και από την προσωπικότητά τους. Παιδιά ηλικίας 3-4 ετών μπορούν να συνεργάζονται άψογα, ενώ μεγαλύτερα παιδιά μπορεί να εκδηλώνουν έντονο αρνητισμό. Ακριβώς επειδή το επίπεδο της συνεργασίας των παιδιών μπορεί να παρουσιάζει έντονες διακυμάνσεις, η σύγχρονη παιδοακουλογική προσέγγιση δίνει ιδιαίτερη βαρύτητα στις αντικειμενικές διαγνωστικές μεθόδους. Αντικειμενική μέθοδος είναι η εξεταστική προσέγγιση κατά την οποία το αποτέλεσμα είναι μετρήσιμο και δεν εξαρτάται από τη συμπεριφορική απάντηση του παιδιού. Αντίθετα, στην υποκειμενική μέθοδο το αποτέλεσμα αξιολογείται με βάση την συμπεριφορά του παιδιού, η οποία μπορεί να είναι και αρνητική ή αμφιλεγόμενη. Από τις αντικειμενικές μεθόδους θα αναφερθούμε στην τυμπανομετρία, τις ωτοακουστικές εκπομπές και τα ακουστικά προκλητά δυναμικά. Από τις υποκειμενικές μεθόδους θα αναφερθούμε στην παιγνιοακουομετρία.

Ηλικία παιδιού	εξέταση ακοής
0-3	ABR, OAE, Τυμπανομετρία
4-6	Παιγνιοακουομετρία
>6	Ακουόγραμμα

Στον πίνακα φαίνεται η εξέταση εκλογής (η καταλληλότερη εξέταση) με βάση την ηλικία του παιδιού. Ωστόσο, οι αντικειμενικές εξετάσεις (ABR, OAE, ASSR, τυμπανομετρία) μπορούν να χρησιμοποιηθούν και σε μεγαλύτερες ηλικίες ανάλογα με τις γνωστικές λειτουργίες, τον χαρακτήρα, παθήσεις ή διαταραχές που μπορεί να έχει το παιδί (εκτός από αυτές του ακουστικού συστήματος).

Παιγνιοακουομετρία

Η παιγνιοακουομετρία ανήκει στις υποκειμενικές εξεταστικές μεθόδους, καθώς η διενέργειά της στηρίζεται στη συνεργασία του εξεταζόμενου παιδιού. Πρόκειται για μέθοδο σταθμισμένη διότι γνωρίζουμε με ακρίβεια τις εξεταστικές παραμέτρους, τις οποίες ελέγχουμε μέσω του τονικού ακουομετρητή. Σε αντίθεση με την ομιλητική ακουομετρία ανοιχτού πεδίου, στην παιγνιοακουομετρία ελέγχουμε ποιο αυτί εξετάζουμε και σε ποια ένταση βρίσκεται το εξεταστικό ερέθισμα, χωρίς να επηρεάζεται η εξέταση από την αρχιτεκτονική και τη διαρρύθμιση του περιβάλλοντος χώρου ή τη σχέση θέσης και απόστασης εξεταστή-εξεταζόμενου.

Υπάρχουν πλέον αρκετά συστήματα παιγνιοακουομετρίας, τα οποία χρησιμοποιούν οθόνες υπολογιστών, οθόνες αφής κ.λ.π. Στην κλασική της μορφή, η παιγνιοακουομετρία διεξάγεται διδάσκοντας στο παιδί να εκτελεί μία συγκεκριμένη κίνηση-πράξη όταν ακούει ήχο από τα ακουστικά του ακουομετρητή. Για παράδειγμα, διδάσκουμε στο παιδί να κρατά ένα τουβλάκι κοντά στο αυτί του και μόλις ακούσει έναν ήχο από το ακουστικό να πετά το τουβλάκι μέσα σε ένα κουτί.

Στα αρχικά στάδια της εξοικείωσης του παιδιού με την εξέταση χορηγούμε ήχους σε σχετικά μεγάλη ένταση και αν χρειαστεί καθοδηγούμε το χέρι του παιδιού στην κίνηση θετικής ανταπόκρισης, π.χ. ρίξε το τουβλάκι στο κουτί. Στην εξοικείωση συμβάλλει ιδιαίτερα η ύπαρξη ενός βοηθού ή και ενός γονέος του παιδιού, με την προϋπόθεση ότι θα παραμείνει ήρεμος κατά τη διάρκεια της εξέτασης. Το στάδιο της εξοικείωσης είναι πολύ σημαντικό γιατί σε αυτό μαθαίνει το παιδί να απαντά και όταν ο ήχος ελαττώνεται σε ένταση.

Μετά την ολοκλήρωση του σταδίου εξοικείωσης προχωρούμε στη διενέργεια της εξέτασης. Αν γνωρίζουμε ότι το ένα αυτί είναι βαρήκοο ή περισσότερο βαρήκοο από το άλλο, τότε ξεκινούμε από το καλύτερο αυτί, διότι η διαδικασία και η εμπέδωσή της θα είναι ευκολότερη. Χορηγούμε ήχους σε διάφορες συχνότητες με βαθμιαία ελαττούμενη ένταση. Είναι σημαντικό να μην χορηγούμε τα ηχητικά ερεθίσματα με ρυθμό, αλλά σε ακανόνιστα χρονικά διαστήματα διότι τα παιδιά πολύ εύκολα αντιλαμβάνονται την ύπαρξη ρυθμού και κανονικότητας. Αν το παιδί απαντά ενώ δεν έχει χορηγηθεί ηχητικό ερέθισμα, τότε το διορθώνουμε με ηρεμία χωρίς να το μαλώνουμε. Επιπλέον, δεν επιτρέπουμε στους γονείς να σχολιάσουν διότι έχουν την τάση να παροτρύνουν με έντονο τρόπο το παιδί τους να συνεργαστεί «σωστά». Σε έναν εξωτερικό παρατηρητή η παιγνιοακουομετρία φαίνεται εύκολη, αλλά για ένα παιδί είναι μια διαδικασία που απαιτεί θέληση και συγκέντρωση. Σταδιακά προχωρούμε στο σχηματισμό ενός τονικού ακουο-γράμματος, δηλαδή ενός διαγράμματος το οποίο περιλαμβάνει ποιες συχνότητες ακούει το παιδί και σε ποιες εντάσεις.

Το ερώτημα, «σε ποιες ηλικίες μπορεί να διενεργηθεί η παιγνιο-ακουομετρία», δεν έχει συγκεκριμένη και οριστική απάντηση. Ο κύριος παράγοντας είναι η διάθεση για παιχνίδι και συνεργασία που δείχνει κάθε παιδί. Παιδιά ηλικίας 3 ετών μπορεί να συνεργάζονται άψογα, ενώ παιδιά 6 ετών να είναι έντονα αρνητικά. Σε αυτές τις περιπτώσεις στρεφόμαστε στις αντικειμενικές παιδοακουολογικές μεθόδους. Μια άλλη δυσκολία, η οποία σχετίζεται με την παιγνιο-ακουομετρία, είναι η αναζήτηση του ακουστικού ουδού. Ο ακουστικός ουδός για κάθε συγκεκριμένο ήχο είναι η ελάχιστη ένταση στην οποία τον ακούμε. Τα παιδιά, όταν πλησιάζουμε τον ακουστικό ουδό του εξεταζόμενου ήχου, πολλές φορές αισθάνονται αβεβαιότητα για το αν άκουσαν κάτι ή όχι και περιμένουν να ανεβάσουμε την ένταση του ήχου για να απαντήσουν ότι τον άκουσαν. Αυτό το φαινόμενο μπο-ρεί να οδηγήσει σε ελαφρώς αυξημένους ακουστικούς ουδούς και να αφαιρέσει ένα μέρος της ακρίβειας της παιγνιοακουομετρίας.

Παρά τις δυσκολίες και τις απαιτήσεις της παιγνιοακουομετρίας, παραμένει μία μέθοδος ιδιαίτερα σημαντική διότι αποτελεί πραγματική εξέταση ακοής, δηλαδή μελετά και καταγράφει την ενσυνείδητη ακοή και όχι μία ασύνειδη φυσιολογική λειτουργία, όπως ισχύει για τις αντι-κειμενικές παιδοακουολογικές μεθόδους.

Τυμπανομετρία

Η τυμπανομετρία αποτελεί ίσως την περισσότερο γνωστή αντικει-μενική ακουολογική μέθοδο. Σχεδόν σε κάθε ΩΡΛ ιατρείο, δημόσιο ή ιδιωτικό, βρίσκεται και ένας τυμπανομετρητής. Ωστόσο, η δυνατότητα εκτίμησης ενός απλού τυμπανογράμματος και η γνώση των πληροφοριών που παρέχει, δεν θα πρέπει να είναι αποκλειστικό προνόμιο της ιατρικής κοινότητας, αλλά αντιθέτως θα πρέπει να είναι προσιτή σε όλους τους επαγγελματίες του χώρου της εκπαίδευσης και σε όσους ασχολούνται ιδιαίτερα με παιδιά.

Σύντομη ιστορική αναδρομή

Οι έρευνες, οι οποίες οδήγησαν στην ανάπτυξη της τυμπανομετρίας, ξεκινούν με το Γερμανό ωτορινολαρυγγολόγο Otto Metz (1905-1993) και τη δημοσίευση των πρωταρχικών μελετών το 1946. Στις αρχές της δεκαετίας του 1960, ο Αμερικανός ακουολόγος James Jerger, εντυπωσιασμένος από τα πλεονεκτήματα και τις δυνατότητες της νέας μεθόδου, προχωρά στη συλλογή μεγάλου αριθμού δεδομένων από παιδιά και ενήλικες. Με αυτό τον τρόπο δημιουργείται μία μεγάλη βάση δεδομένων σχετικά με τη φυσιολογική και παθολογική λειτουργία του τυμπάνου και του μέσου ωτός. Η δεκαετία του 1970 αποτελεί τη χρυσή εποχή της τυμπανομετρίας και η ταξινόμηση των τυμπανογραμμάτων κατά Jerger χρησιμοποιείται καθημερινά έως και σήμερα.

Πώς εκτελείται η τυμπανομετρία

Η εκτέλεση της τυμπανομετρίας είναι σχετικά εύκολη και σύντομη. Αρχικά, ελέγχεται ο έξω ακουστικός πόρος με το απλό ωτοσκόπιο χειρός ή το ΩΡΛ μικροσκόπιο. Αυτός ο αρχικός έλεγχος είναι απαραίτητος ώστε να αποκλειστεί κάθε αίτιο, το οποίο μπορεί να παρεμποδίσει την εκτέλεση της τυμπανομετρίας ή και να αλλοιώσει το αποτέλεσμα της. Το πλέον συχνό πρόβλημα είναι η μερική ή ολική απόφραξη του έξω ακουστικού πόρου από κυψελίδα (κερί στο αυτί). Σπανιότερα αίτια, τα οποία μόνο ο ειδικός μπορεί να διαγνώσει, είναι ανατομικές παραλλαγές του έξω ακουστικού πόρου, εξοστώσεις, όγκοι κ.λ.π. Σε κάθε περίπτωση, ποτέ δεν πρέπει να διενεργείται τυμπανομετρία χωρίς προηγούμενη ωτοσκόπηση και χωρίς να έχουν αντιμετωπιστεί τα παρεμβαλλόμενα εμπόδια.

Στη συνέχεια, επιλέγεται το κατάλληλο σε μέγεθος σιλικονούχο βύσμα, το οποίο προσαρμόζεται στο εξεταστικό όργανο και τοποθετείται στην είσοδο του έξω ακουστικού πόρου. Η σημασία του κατάλληλου μεγέθους είναι πολύ μεγάλη, διότι αν δεν αποφραχθεί πλήρως η είσοδος του έξω ακουστικού πόρου, δεν μπορεί να διενεργηθεί η εξέταση. Η τυμπανομετρία απαιτεί στεγανοποίηση του έξω ακουστικού πόρου.

Με την ολοκλήρωση των παραπάνω προϋποθέσεων, ο εξεταστής προχωρά στη διενέργεια της εξέτασης. Οι πολλές και διαφορετικές εξετάσεις που προσφέρει η τυμπανομετρία περιλαμβάνουν το τυμπανόγραμμα, τα αντανακλαστικά του αναβολέα, τη δοκιμασία ευσταχιανής σάλπιγγας, τη δοκιμασία κόπωσης του ακουστικού νεύρου. Στο παρόν κεφάλαιο θα αναφερθούμε ιδιαίτερα στο τυμπανόγραμμα και τα αντανακλαστικά του αναβολέα.

Πριν την έναρξη της εξέτασης εξηγούμε στον εξεταζόμενο τι θα ακολουθήσει. Ο εξεταζόμενος αισθάνεται μια βαθμιαία αλλαγή στην πίεση του αυτιού του από θετική προς αρνητική. Αυτή η αυξομείωση θυμίζει τις αλλαγές που αισθανόμαστε στα αυτιά μας όταν ανεβοκατεβαίνουμε σε υψόμετρο με το αυτοκίνητο ή το αεροπλάνο. Στην περίπτωση στην οποία καταγράφουμε και τα αντανακλαστικά του αναβολέα, ο εξεταζόμενος ακούει και ήχους διαφόρων συχνοτήτων και εντάσεων.

Τυμπανόγραμμα

Το τυμπανόγραμμα είναι ένα διάγραμμα, το οποίο μας δείχνει την κινητικότητα της τυμπανικής μεμβράνης κατά τη διάρκεια μεταβολής της πίεσης του αέρα στον έξω ακουστικό πόρο. Με αυτό τον τρόπο μπορούμε εύκολα και γρήγορα να μετρήσουμε την πίεση του αέρα στην κοιλότητα του μέσου ωτός. Η μεγαλύτερη κινητικότητα του τυμπάνου παρατηρείται όταν η πίεση του αέρα στο μέσο αυτί είναι ίση με την πίεση του αέρα στο εξωτερικό περιβάλλον (εξίσωση πιέσεων). Αν δεν υπάρχει εξίσωση των πιέσεων, τότε η κινητικότητα του τυμπάνου περιορίζεται και σε ακραίες περιπτώσεις σχεδόν καταργείται.

Η ταξινόμηση των τυμπανογραμμάτων κατά Jerger αποτελεί ένα χρήσιμο εργαλείο για τη γρήγορη εκτίμηση των τυμπανογραμμάτων. Όπως φαίνεται και στην εικόνα 1, οι κύριοι τύποι τυμπανογραμμάτων που μας ενδιαφέρουν ιδιαίτερα είναι οι Α, Β, C.

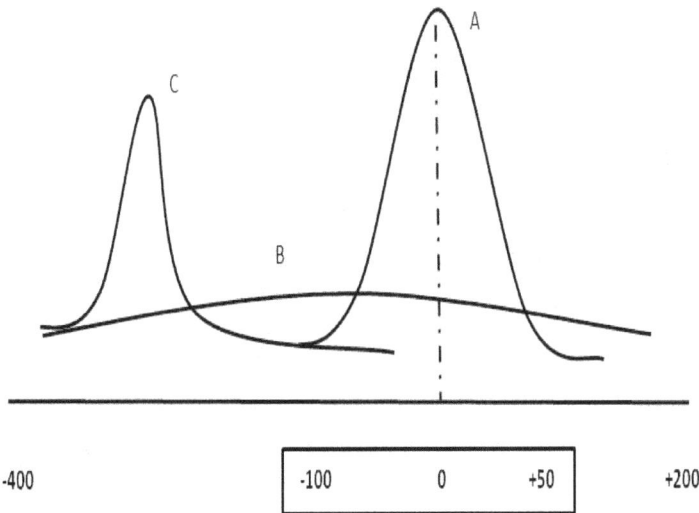

Εικόνα 1. Διακρίνονται οι τρεις συνήθεις τύποι των τυμπανογραμμάτων Α, Β, C κατά την ταξινόμηση του James Jerger. Στο πλαίσιο επισημαίνεται το εύρος των φυσιολογικών τιμών.

Το τυμπανόγραμμα τύπου Α είναι το φυσιολογικό τυμπανόγραμμα. Το κύριο χαρακτηριστικό είναι το τριγωνικό σχήμα με την κορυφή περίπου πάνω από το σημείο μηδέν στον οριζόντιο άξονα (άξονας των πιέσεων). Αν η κορυφή του τυπανόγραμματος βρίσκεται πάνω από το σημείο μηδέν, τότε υπάρχει τέλεια εξίσωση των πιέσεων μεταξύ του μέσου ωτός και του εξωτερικού περιβάλλοντος. Στην καθημερινή πράξη, η τέλεια εξίσωση παρατηρείται μάλλον σπάνια. Συνήθως, η κορυφή βρίσκεται προς τις αρνητικές ή θετικές τιμές. Αρνητικές τιμές σημαίνουν λιγότερος και θετικές τιμές περισσότερος αέρας στην κοιλότητα του μέσου ωτός σε σύγκριση με το εξωτερικό περιβάλλον. Αυτή η απόκλιση θέτει το ερώτημα «ποιες είναι οι αποδεκτές φυσιολογικές τιμές». Στη διεθνή βιβλιογραφία γίνονται αποδεκτές τιμές για την κορυφή του τυμπανογράμματος από -100 έως +50. Ωστόσο, κατά τη γνώμη του συγγραφέα, θα πρέπει να στοχεύουμε στην επιστροφή της τυμπανομετρικής κορυφής πλησιέστερα στο μηδέν.

Το τυμπανόγραμμα τύπου Β είναι χαρακτηριστικό της συλλογής υγρού πίσω από το τύμπανο, στην κοιλότητα του μέσου ωτός. Σε αυτό τον τύπο τυμπανογράμματος εξαλείφεται πλήρως το τριγωνικό σχήμα και η καμπύλη προσομοιάζει ευθεία γραμμή. Αποτελεί το τυμπανομετρικό εύρημα σε περίπτωση εκκριτικής ωτίτιδας και συνοδεύεται από βαρηκοΐα αγωγιμότητας.

Το τυμπανόγραμμα τύπου C είναι χαρακτηριστικό της δυσλειτουργίας της ευσταχιανής σάλπιγγας. Σε αυτή την περίπτωση παρατηρείται δυσκολία στην ανανέωση του αέρα της κοιλότητας του μέσου ωτός διαμέσου της ευσταχιανής σάλπιγγας. Συχνό αίτιο αυτής της δυσλειτουργίας στα παιδιά είναι η υπερτροφία αδενοειδών εκβλαστήσεων (κρεατάκια). Το τυμπανόγραμμα τύπου C διατηρεί το τριγωνικό σχήμα, αλλά η κορυφή του είναι χαμηλότερη και μετατοπισμένη προς έντονα αρνητικές τιμές, π.χ. -150 έως -350. Σε περίπτωση επιδείνωσης της διαταραχής αερισμού του μέσου ωτός η κοιλότητα πίσω από το τύμπανο γεμίζει υγρό και το τυμπανόγραμμα μεταπίπτει από τύπου C σε τύπου B.

Σχέση τυμπανογράμματος και ακοής

Ιδιαίτερη αναφορά θα πρέπει να γίνει στη σχέση ακοής και τυμπανογράμματος. Κατά κανόνα πριν την έναρξη της λογοθεραπείας και της ειδικής αγωγής, η λογοθεραπεύτρια και η ειδική παιδαγωγός ζητούν από τους γονείς να προσκομίσουν έναν αρχικό έλεγχο ακοής. Σε πολλές περιπτώσεις, οι γονείς προσέρχονται με ένα τυμπανομετρικό διάγραμμα και ένα προφορικό πόρισμα ότι «η ακοή είναι φυσιολογική». Σε κάποιες ατυχείς περιπτώσεις όμως υπάρχει βαρηκοΐα, η οποία παραμένει αδιάγνωστη έως ότου η ανεπαρκής πρόοδος ακόμα και στασιμότητα της λογοθεραπείας και ειδικής αγωγής οδηγήσουν σε πλήρη παιδοακουολογικό έλεγχο.

Αν θέλουμε στην καθημερινή πράξη να αποφύγουμε παρόμοια λάθη θα πρέπει πάντα να θυμόμαστε ότι *το τυμπανόγραμμα δεν είναι εξέταση ακοής*. Είναι βέβαιο ότι ένα φυσιολογικό τύμπανο και ένα φυσιολογικό μέσο αυτί αποτελούν απαραίτητες προϋποθέσεις της φυσιολογικής ακοής. Ωστόσο, δεν αποτελούν και επαρκείς προϋποθέσεις της. Πρακτικά, αυτό σημαίνει ότι για να έχω φυσιολογική ακοή θα πρέπει οπωσδήποτε τα αποτελέσματα της τυμπανομετρίας μου να είναι φυσιολογικά. Θα πρέπει όμως και η λειτουργία του εσωτερικού μου αυτιού (κοχλίας) να είναι φυσιολογική, όπως και του ακουστικού μου νεύρου και της ακουστικής νευρικής οδού. Αν σε κάποιο από αυτά τα κομβικά σημεία υπάρχει πρόβλημα, τότε και η ακοή μου θα είναι προβληματική. Χαρακτηριστική απόδειξη των παραπάνω απο-

τελεί το γεγονός ότι μπορούμε να έχουμε ένα κωφό άτομο με φυσιο-
λογικό τυμπανόγραμμα.

Συμπερασματικά λοιπόν, το τυμπανόγραμμα δεν πρέπει να γίνεται δε-
κτό σαν εξέταση ακοής.

Αντανακλαστικά αναβολέα

Τα αντανακλαστικά του αναβολέα αποτελούν μία ειδική τυμπανο-
μετρική εξέταση, με την οποία ελέγχεται το αντανακλαστικό τόξο του
μυός του αναβολέα (εικόνα 2).

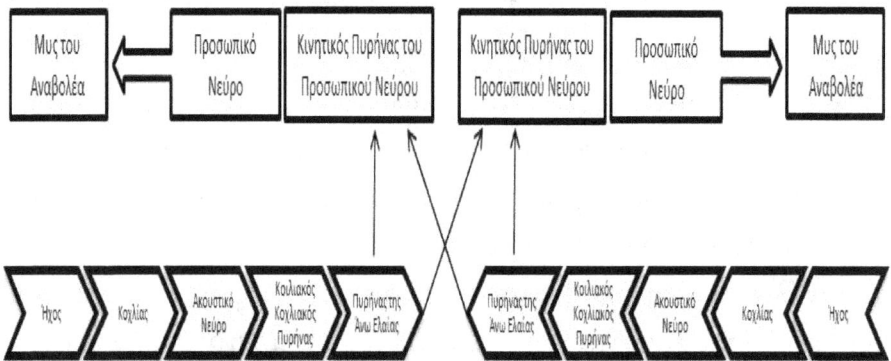

Εικόνα 2. Το αντανακλαστικό τόξο του μυός του αναβολέα. Το ακουστικό
ερέθισμα μέσω του ακουστικού νεύρου άγεται στον κοιλιακό κοχλιακό πυρήνα και
τον πυρήνα της άνω ελαίας. Στη συνέχεια άγεται στον κινητικό πυρήνα του προ-
σωπικού νεύρου. Το ιδιαίτερο χαρακτηριστικό του ανατανακλαστικού τόξου είναι
η αμφοτερόπλευρη σύνδεση με τον κινητικό πυρήνα του προσωπικού νεύρου, όπως
φαίνεται σχηματικά με το χιασμό των νευρικών ινών. Λόγω του χιασμού το αντα-
νακλαστικό εκλύεται και στα δύο αυτιά παρόλο που το ηχητικό ερέθισμα διεγείρει
μόνο το ένα αυτί. Το προσωπικό νεύρο νευρώνει το μυ του αναβολέα και προκαλεί
τη σύσπαση του. Η ανατομική και λειτουργική ακεραιότητα του προσωπικού νεύ-
ρου είναι απαραίτητη προϋπόθεση για την έκλυση του αντανακλαστικού.

Το αντανακλαστικό εκλύεται όταν εισέρχεται στο ακουστικό σύστημα ήχος μεγάλης έντασης. Μέσω σύνδεσης των ακουστικών πυρήνων του εγκεφαλικού στελέχους και του πυρήνα του προσωπικού νεύρου προκαλείται σύσπαση του μυός του αναβολέα. Ο μυς του αναβολέα προσφύεται στον αναβολέα, ο οποίος αποτελεί το μικρότερο οστό του ανθρώπινου σώματος (2 mg) (εικόνα 3).

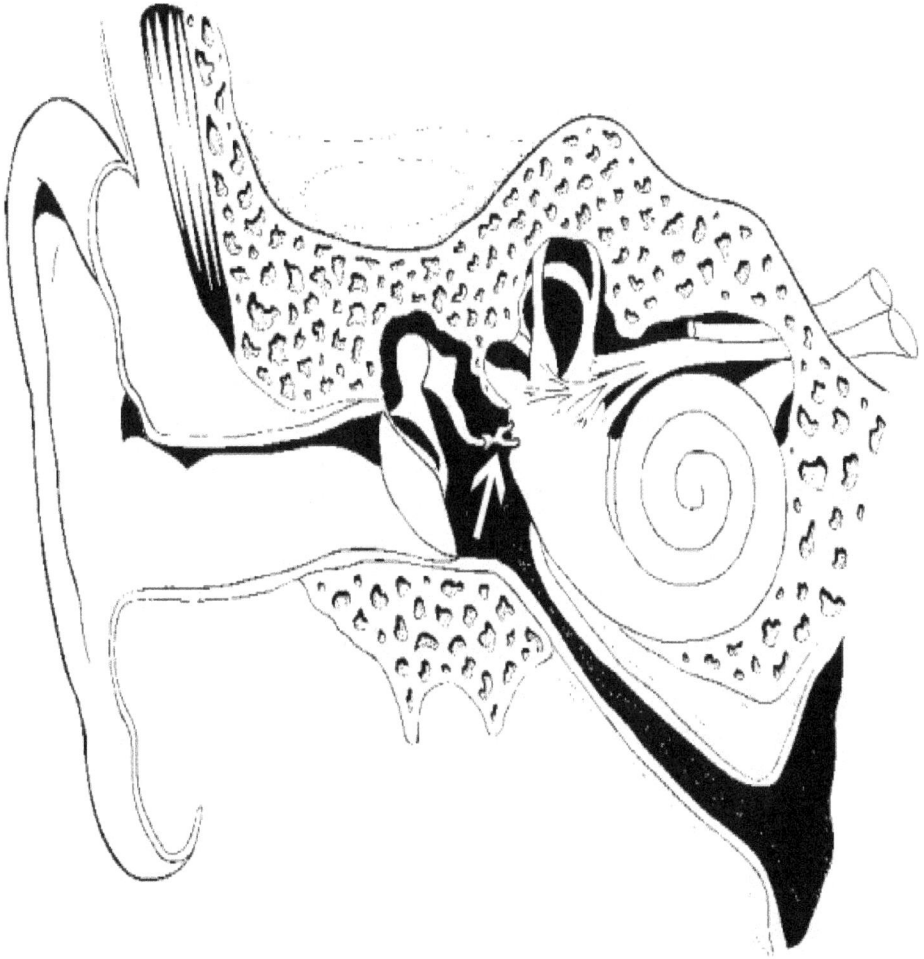

Εικόνα 3. Το βέλος επισημαίνει τον αναβολέα.

Με τη σύσπαση του μυός καθηλώνεται η αλυσίδα των ακουστικών οσταρίων. Αυτή την απότομη μεταβολή στη δυσκαμψία της ακουστικής αλυσίδας καταγράφουμε με τον τυμπανομετρητή.

Πρακτικά, εισάγουμε το βύσμα του τυμπανομετρητή στον έξω ακουστικό πόρο και προκαλούμε εξίσωση των πιέσεων. Στη συνέχεια, δίνουμε ήχο μεγάλης έντασης, π.χ. 90-100 dB HL, από το εξεταζόμενο αυτί (ομόπλευρο αντανακλαστικό) ή και από το άλλο αυτί (ετερόπλευρο αντανακλαστικό).

Εφαρμογές των αντανακλαστικών του αναβολέα

Τα αντανακλαστικά του αναβολέα αποτελούν χρήσιμη εξέταση για τον έλεγχο της καλής λειτουργίας και της ακεραιότητας της αλυσίδας των ακουστικών οσταρίων. Για παράδειγμα, στην ωτοσκλήρυνση, μία πάθηση με αγκύλωση του αναβολέα, τα αντανακλαστικά δεν εκλύονται και σε μέγιστη ένταση 120 dB HL. Επιπλέον, σε παθήσεις οι οποίες εντοπίζονται στο εγκεφαλικό στέλεχος ή αφορούν το προσωπικό νεύρο, τα αντανακλαστικά του αναβολέα συμβάλλουν σημαντικά στην τοπογραφική διάγνωση.

Στη διερεύνηση των Διαταραχών Ακουστικής Επεξεργασίας η καταγραφή των αντανακλαστικών του αναβολέα έχει τις ακόλουθες ιδιαίτερες εφαρμογές:

1. Συμβάλλει στην εκτίμηση της ανατομικής και λειτουργικής ακεραιότητας της κεντρικής ακουστικής οδού και του εγκεφαλικού στελέχους.

2. Αποτελεί σημαντικό στοιχείο στη γρήγορη εντόπιση παιδιών με ακουστική νευροπάθεια. Παιδιά με ακουστική νευροπάθεια παρουσιάζουν φυσιολογικές ωτοακουστικές εκπομπές, χωρίς ωστόσο να καταγράφονται τα αντανακλαστικά του αναβολέα (Berlin κ.λ.π.).

Ο συνδυασμός των προαναφερόμενων ευρημάτων θεωρείται από τους ειδικούς στην ακουστική νευροπάθεια ως ισχυρή ένδειξη για την διενέργεια των ωτοακουστικών εκπομπών, της τυμπανομετρίας και των αντανακλαστικών του αναβολέα στα πλαίσια ανιχνευτικού ελέγχου για ακουστική νευροπάθεια.

Ωτοακουστικές εκπομπές

Σύντομη ιστορική αναδρομή

Οι ωτοακουστικές εκπομπές αποτελούν την πλέον σύγχρονη αντικειμενική ακουολογική μέθοδο. Ανακαλύφθηκαν τη δεκαετία του 1970 από το Βρετανό David Kemp, αν και προϋπήρχαν ενδείξεις ήδη από το 1948 από τον Thomas Gold. Στην καθημερινή πράξη, αρχίζουν να ενσωματώνονται από τη δεκαετία του 1990. Σήμερα, αποτελούν την πλέον διαδεδομένη μέθοδο προληπτικού ελέγχου της ακοής των νεογνών και βρεφών. Τα τελευταία χρόνια έχουν αναπτυχθεί οι εφαρμογές των ωτοακουστικών εκπομπών στη διερεύνηση των εμβοών (βουητά στα αυτιά) και των Διαταραχών Ακουστικής Επεξεργασίας.

Πώς εκτελούνται οι ωτοακουστικές εκπομπές

Για την εκτέλεση της καταγραφής των ωτοακουστικών εκπομπών ισχύουν βασικά οι ίδιες προϋποθέσεις της τυμπανομετρίας. Η διαφορά έγκειται στο γεγονός ότι δεν απαιτείται στεγανοποίηση του έξω ακουστικού πόρου για τη διενέργεια της εξέτασης. Ωστόσο, μία καλή εφαρμογή του εξεταστικού βύσματος στην είσοδο του αυτιού προσφέρει ικανοποιητική μόνωση από εξωτερικούς θορύβους.

Ιδιαίτερα σημαντικός παράγοντας για μια επιτυχημένη εξέταση είναι η συνεργασία του εξεταζόμενου. Επειδή οι ωτοακουστικές εκπομπές είναι καταγραφόμενος ήχος, είναι πολύ πιθανό να καλυφθούν από άλλους ήχους, εσωτερικής ή εξωτερικής προέλευσης, και συνεπώς να μην ανιχνευθούν. Για αυτό το λόγο, ο εξεταζόμενος θα πρέπει να είναι ήρεμος, να μη μιλά και να αποφεύγει κινήσεις του στόματος και της γνάθου. Σε ορισμένες περιπτώσεις, ακόμα και καταποτικές κινήσεις μπορεί να επηρεάσουν το αποτέλεσμα της εξέτασης. Η σχετική δυσκολία στην επίτευξη αυτών των προϋποθέσεων, ιδίως σε παιδιά, αντισταθμίζεται έως ένα βαθμό από την ταχύτητα διενέργειας της εξέτασης.

Πριν την έναρξη της εξέτασης καταγράφονται τα ακουστικά χαρακτηριστικά του έξω ακουστικού πόρου. Πρόκειται για απαραίτητο βήμα γιατί το μέγεθος και οι γεωμετρικές ιδιαιτερότητες του πόρου επηρεάζουν τα ακουστικά χαρακτηριστικά και του εφαρμοζόμενου ηχητικού ερεθίσματος. Επιπλέον, ανιχνεύεται και επισημαίνεται η ύπαρξη θορύβου, οπότε και λαμβάνονται τα κατάλληλα μέτρα για την ελάττωση του. Στη συνέχεια, εκπέμπεται το ηχητικό ερέθισμα, το οποίο διαπερνώντας το εξωτερικό και μέσο αυτί εισέρχεται στον κοχλία. Στον κοχλία το ερέθισμα προκαλεί την ενεργοποίηση των έξω τριχωτών κυττάρων του οργάνου του Corti, τα οποία εμπεριέχουν συσταλτά στοιχεία. Τα συσταλτά στοιχεία προκαλούν αυξομείωση του μήκους του κυττάρου. Η αυξομείωση αντιστοιχεί ουσιαστικά σε δόνηση των κυττάρων, η οποία μεταδίδεται στην αντίθετη κατεύθυνση σε σχέση με το ηχητικό ερέθισμα που χρησιμοποιήσαμε, δηλαδή από το εσωτερικό αυτί προς το μέσο και εξωτερικό αυτί (σχήμα 1). Συνεπώς, τη δραστηριότητα των έξω τριχωτών κυττάρων την καταγράφουμε στον έξω ακουστικό πόρο με το ευαίσθητο μικρόφωνο που βρίσκεται ενσωματωμένο στο εξεταστικό βύσμα. Οι ωτοακουστικές εκπομπές λοιπόν είναι ηχητικό φαινόμενο και ακριβώς για αυτό το λόγο η καταγραφή τους επηρεάζεται από εξωτερικούς ανταγωνιστικούς θορύβους.

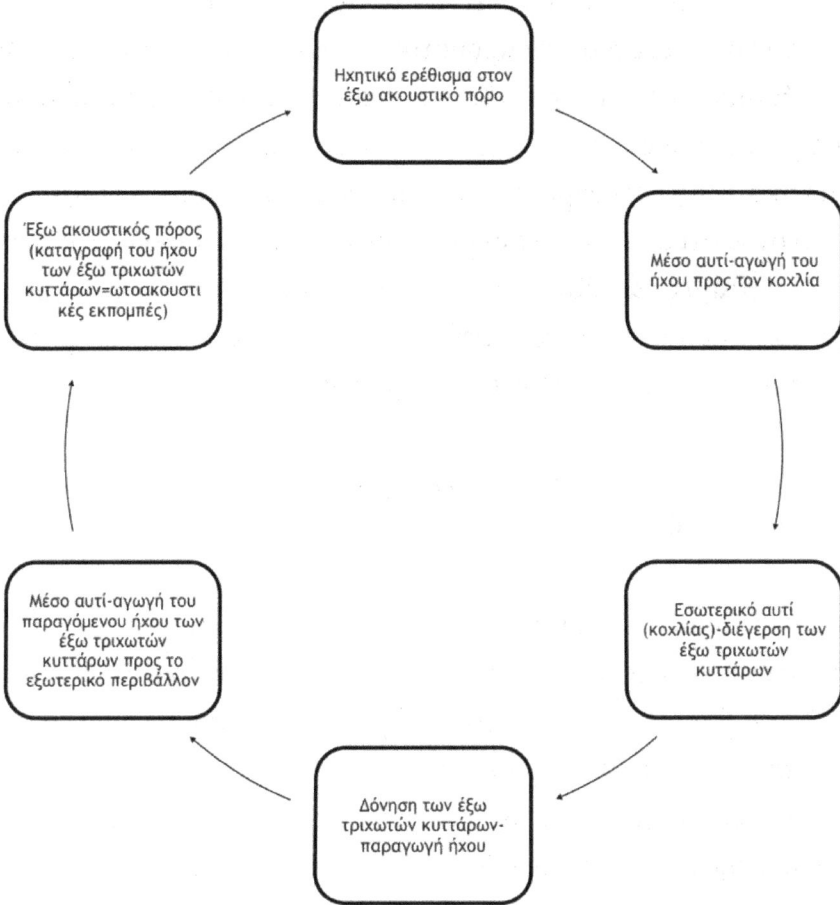

Σχήμα 1. Σχηματική αναπαράσταση της καταγραφής των ωτοακουστικών εκπομπών. Χαρακτηριστικά επισημαίνεται ότι μέσω του έξω ακουστικού πόρου εκπέμπουμε και καταγράφουμε ήχο. Αυτό επιτυγχάνεται με την ενσωμάτωση στο εξεταστικό όργανο μεγάφωνου και μικρόφωνου, τα οποία λειτουργούν με τέλειο συγχρονισμό. Ο κυκλικός χαρακτήρας του σχήματος αντιστοιχεί στο γεγονός ότι η καταγραφή επαναλαμβανεται με τον ίδιο τρόπο έως ότου συλλεγεί ο κατάλληλος αριθμός μετρήσεων, συνήθως μερικές εκατοντάδες.

Η καταγραφή του σήματος των ωτοακουστικών εκπομπών δε σημαίνει απαραίτητα φυσιολογικό αποτέλεσμα. Θα πρέπει να εκπληρώνονται συγκεκριμένα κριτήρια, όπως έχουν σταθμιστεί από επιδημιολογικές μελέτες σε μεγάλα δείγματα του πληθυσμού. Επιπλέον, θα πρέπει να τονιστεί ότι οι ωτοακουστικές εκπομπές αποτελούν αποκλειστικά εξέταση των έξω τριχωτών κυττάρων. Πού οφείλεται λοιπόν η μεγάλη τους σημασία στη σύγχρονη αντικειμενική ακουολογία όταν το εξεταστικό τους αντικείμενο φαίνεται τόσο περιορισμένο; Οφείλεται στο γεγονός ότι σχεδόν όλες οι βαρηκοΐες του εσωτερικού ωτός σχετίζονται με βλάβες των έξω τριχωτών κυττάρων και συνεπώς, η ύπαρξη γρήγορων και αντικειμενικών μεθόδων διάγνωσης αυτών των βλαβών δεν μπορεί παρά να είναι ιδιαίτερα σημαντική.

Εφαρμογές των ωτοακουστικών εκπομπών
Προληπτικός έλεγχος σε νεογνά και βρέφη

Υπολογίζεται ότι η επίπτωση της συγγενούς μόνιμης βαρηκοΐας βρίσκεται στα όρια 1-5/1000 γεννήσεις. Με τον όρο συγγενής βαρηκοΐα εννοείται η βαρηκοΐα που υπάρχει ήδη κατά τη γέννηση του νεογνού. Οι συνέπειες της καθυστερημένης διάγνωσης της συγγενούς βαρηκοΐας είναι πολύ σημαντικές, δεδομένης της σχέσης της φυσιολογικής ακοής και της ανάπτυξης ομιλίας και λόγου. Η έγκαιρη αντιμετώπιση δυνατόν να προλάβει και να αναστρέψει την καθυστέρηση της ομιλίας, αν όμως είναι πραγματικά έγκαιρη. Μελέτες σε μεγάλους πληθυσμούς έχουν δείξει ότι αν η διάγνωση και η θεραπευτική παρέμβαση γίνουν μέσα στο πρώτο εξάμηνο της ζωής, τότε η ανάπτυξη της ομιλίας και του λόγου είναι ίδια με των συνομηλίκων. Αν η παρέμβαση γίνει μετά το πρώτο εξάμηνο, τότε το παιδί θα συναντήσει μεγάλες δυσκολίες και θα βρίσκεται σημαντικά πίσω από τους συνομήλικούς του.

Οι σημαντικές λοιπόν επιπτώσεις της συγγενούς βαρηκοΐας αιτιολογούν και τη σπουδαιότητα του προληπτικού ελέγχου της ακοής σε όλα τα νεογνά και βρέφη. Πράγματι, σε όλες τις προηγμένες χώρες του κόσμου γίνεται υποχρεωτικά έλεγχος της ακοής των νεογνών, είτε έχουν γεννηθεί σε δημόσια είτε σε ιδιωτικά μαιευτήρια. Επιπλέον, έχουν σχηματιστεί οργανωτικές δομές, οι οποίες αναλαμβάνουν τον περαιτέρω έλεγχο των νεογνών που απέτυχαν στον αρχικό προληπτικό έλεγχο. Δυστυχώς, στη χώρα μας ο έλεγχος δεν είναι υποχρεωτικός και γίνεται σε ορισμένα μόνο δημόσια και ιδιωτικά μαιευτήρια, καθώς και από εξειδικευμένους ΩΡΛ-παιδοακουολόγους.

Η μεθοδολογία καταγραφής των ωτοακουστικών εκπομπών δεν διαφέρει ιδιαίτερα από όσα περιγράφηκαν παραπάνω. Οπωσδήποτε, δε μπορούμε να ζητήσουμε από ένα νεογνό να μην κινείται και να μην κάνει φασαρία! Η φυσική κινητικότητα του μωρού και το κλάμα αντιμετωπίζονται με την υπομονή του εξεταστή. Σχεδόν πάντα προκύπτει ένα κενό ηρεμίας, στο οποίο διενεργείται η εξέταση. Κατά κανόνα, προτιμάται η εξέταση του νεογνού λίγο πριν το εξιτήριό του από το μαιευτήριο, δηλαδή τη δεύτερη με τρίτη μέρα της ζωής του. Σπάνια και μόνο όταν επιβάλλεται από τις συνθήκες εξετάζουμε ένα νεογνό την πρώτη ημέρα. Αυτό οφείλεται στο γεγονός ότι την πρώτη μέρα δεν έχει ακόμα καθαρίσει ο έξω ακουστικός πόρος από υπολείμματα αμνιακού υγρού και κυτταρικά στοιχεία. Όπως τονίστηκε παραπάνω, η βατότητα του έξω ακουστικού πόρου είναι απαραίτητη προϋπόθεση για τη διενέργεια της εξέτασης. Απόφραξη του πόρου, μερική ή ολική, επηρεάζει τη διακίνηση του ήχου, τόσο του εξεταστικού ερεθίσματος όσο και των καταγραφόμενων ωτοακουστικών εκπομπών.

Το αποτέλεσμα της καταγραφής των ωτοακουστικών εκπομπών στα πλαίσια του προληπτικού ελέγχου της ακοής των νεογνών μπορεί να είναι θετικό ή αρνητικό (pass/fail). Στην περίπτωση του επιτυχημένου αποτελέσματος έχει αποκλειστεί η ύπαρξη σχεδόν όλων των αιτίων της συγγενούς βαρηκοΐας. Οι εξαιρέσεις αφορούν ορισμένες περιπτώσεις, οι οποίες συμπεριλαμβάνουν παράγοντες κινδύνου που καθιστούν πιθανή την ύπαρξη διαταραχών μη ανιχνευόμενων με τις ωτοακουστικές εκπομπές. Χαρακτηριστικό παράδειγμα αποτελεί η ακουστική νευροπάθεια, η οποία εμφανίζεται συχνά σε παιδιά που νοσηλεύτηκαν στη μονάδα εντατικής νοσηλείας. Όταν θέλουμε να διερευνήσουμε περαιτέρω παιδιά με ανάλογο ιστορικό, τότε προχωρούμε στη διενέργεια ακουστικών προκλητών δυναμικών του εγκεφαλικού στελέχους. Επιπλέον, δε θα πρέπει να μας διαφεύγει το γεγονός ότι οι ωτοακουστικές εκπομπές σε νεογνά μας δίνουν στοιχεία για την παρούσα κατάσταση του ακουστικού συστήματος και δεν αποτελούν προγνωστικό στοιχείο για τη μελλοντική εξέλιξη της ακοής και ομιλίας. Πράγματι, υπολογίζεται ότι έως 10% της σοβαρής, μόνιμης νευροαισθητηριακής βαρηκοΐας στην παιδική ηλικία παρουσιάζεται όψιμα και προοδευτικά. Για αυτό το λόγο, θα πρέπει να γίνεται ενδιάμεσος προληπτικός έλεγχος σε διάφορα στάδια της παιδικής ηλικίας.

Το νεογνό στο οποίο οι ωτοακουστικές εκπομπές καταλήγουν σε αρνητικό αποτέλεσμα επανεξετάζεται μετά από λίγες ημέρες. Με αυτό τον τρόπο αναμένεται ο καθαρισμός του έξω ακουστικού πόρου και του μέσου ωτός από αμνιακό υγρό και κυτταρικά στοιχεία. Εάν και πάλι δεν καταγραφούν ωτοακουστικές εκπομπές, τότε το νεογνό προγραμματίζεται για περαιτέρω διαγνωστικό έλεγχο, ο οποίος περιλαμβάνει οπωσδήποτε τυμπανομετρία και ακουστικά προκλητά δυναμικά του εγκεφαλικού στελέχους.

Διερεύνηση των εμβοών

Οι εμβοές (βουητά στα αυτιά) αποτελούν πολύ σοβαρό πρόβλημα, κυρίως των ενηλίκων. Ωστόσο, τα τελευταία χρόνια αυξάνεται η συχνότητα των εμβοών στη νεανική, εφηβική και παιδική ηλικία λόγω της αυξημένης χρήσης των φορητών συσκευών ήχου. Στα πλαίσια του παρόντος κειμένου δεν υπάρχει δυνατότητα ανάπτυξης της αιτιολογίας και θεραπείας των εμβοών και ο αναγνώστης με ανάλογο ενδιαφέρον μπορεί να βρει περισσότερες πληροφορίες στον ιστότοπο www.tinnitus.gr.

Οι εφαρμογές των ωτοακουστικών εκπομπών στο πρόβλημα των εμβοών σχετίζονται ακριβώς με την κύρια συσχέτιση τους με κοχλιακή βλάβη και ιδίως βλάβη των έξω τριχωτών κυττάρων. Σε αυτές τις περιπτώσεις εφαρμόζουμε και καταγράφουμε ένα είδος ωτοακουστικών εκπομπών, που λέγονται «προϊόντα παραμόρφωσης». Οι βασικές αρχές καταγραφής ισχύουν όπως προαναφέρθηκαν, ο χρόνος όμως που απαιτείται για τη διενέργεια της εξέτασης είναι σημαντικά μεγαλύτερος. Αυτό οφείλεται στο γεγονός ότι τα προϊόντα παραμόρφωσης αποτελούν μία τονοτοπική εξέταση.

Τονοτοπία είναι η κατά ζώνες συχνοτήτων διάταξη των στοιχείων της ακουστικής οδού από τα τριχωτά κύτταρα του οργάνου του Corti, τις νευρικές ίνες του ακουστικού νεύρου, τους ακουστικούς πυρήνες του εγκεφαλικού στελέχους έως και τον ακουστικό φλοιό. Για τα έξω τριχωτά κύτταρα ισχύει ότι τα υπεύθυνα για τις χαμηλές συχνότητες ήχων (μπάσα) βρίσκονται προς την κορυφή του κοχλία, ενώ τα υπεύθυνα για τις υψηλές συχνότητες ήχων (πρίμα) βρίσκονται προς τη βάση του κοχλία. Βασιζόμενοι στην τονοτοπική οργάνωση των έξω τριχωτών κυττάρων του οργάνου του Corti μπορούμε να εξετάσουμε τη λειτουργία των κυττάρων στις ζώνες που μας ενδιαφέρουν. Αυτό το επιτυγχάνουμε χρησιμοποιώντας ως εξεταστικό ερέθισμα ζεύγη τόνων, τα οποία διεγείρουν συγκεκριμένες-γνωστές εκ των προτέρων-ζώνες κυττάρων. Για παράδειγμα, μπορούμε να εξετάσουμε τη λειτουργία των κυττάρων υπεύθυνων για την ακρόαση ήχων συχνότητας 2000-2500 Hz.

Οι εφαρμογές των ωτοακουστικών εκπομπών στο πρόβλημα των εμβοών συμβάλλουν κατά πρώτον διαγνωστικά στην εντόπιση των ζωνών κυττάρων που έχουν υποστεί βλάβη. Η σημασία της εντόπισης της βλάβης είναι μεγάλη, διότι σχετίζεται άμεσα με τη θεραπευτική αντιμετώπιση. Κατά δεύτερον, η αρχική καταγραφή της λειτουργίας των τριχωτών κυττάρων και στη συνέχεια η σύγκριση με μεταγενέστερες καταγραφές επιτρέπει την εξαγωγή προγνωστικών τάσεων για την εξέλιξη του προβλήματος.

Άλλες εφαρμογές των ωτοακουστικών εκπομπών, συναφείς με το πρόβλημα των εμβοών, είναι η διερεύνηση του ακουστικού τραύματος, της οξείας πτώσης της ακοής, της ωτοτοξικότητας διαφόρων φαρμάκων (π.χ. χημειοθεραπευτικά), της νόσου Meniere κ.λ.π. (περισσότερα στο www.tinnitus.gr).

Διερεύνηση διαταραχών ακουστικής επεξεργασίας

Αρχικά, οι ωτοακουστικές εκπομπές εφαρμόζονταν στη διερεύνηση των ΔΑΕ στα πλαίσια του γενικότερου ακουολογικού ελέγχου. Προοδευτικά όμως, το ενδιαφέρον μετατέθηκε στη δυνατότητα εφαρμογής της μεθόδου στην εντόπιση της βλάβης. Όλο και περισσότερες έρευνες παρείχαν ενδείξεις ότι η ακουστική επεξεργασία ξεκινά από το επίπεδο του κοχλία και συγκεκριμένα από το επίπεδο των τριχωτών κυττάρων. Η μόνη μέθοδος που επιτρέπει τη μελέτη της λειτουργίας των τριχωτών κυττάρων είναι οι ωτοακουστικές εκπομπές και συνεπώς, οι ωτοακουστικές εκπομπές θα μπορούσαν να αποτελούν διαγνωστική μέθοδο.

Οι βασικές αρχές αυτής της εφαρμογής δε διαφέρουν από όσα προαναφέρθηκαν για τη διερεύνηση των εμβοών. Πρακτικά, επιδιώκουμε την όσο το δυνατόν λεπτομερέστερη καταγραφή της λειτουργίας των έξω τριχωτών κυττάρων, δηλαδή τη μελέτη όσο πιο πολλών ζωνών κυττάρων επιτρέπουν οι συνθήκες της εξέτασης. Στις περιπτώσεις όπου εντοπίζονται βλάβες μη αποδιδόμενες σε άλλα αίτια (π.χ.

έντονη ενασχόληση με τη μουσική) δημιουργείται συσχέτιση με την ύπαρξη ΔΑΕ. Το πλεονέκτημα της μεθόδου είναι η αντικειμενική της φύση, η οποία μας επιτρέπει να ελέγξουμε τις πιθανές αλλαγές στη λειτουργικότητα των κυττάρων μετά από τη διενέργεια ασκήσεων ακουστικής εκπαίδευσης.

Μία άλλη εφαρμογή των ωτοακουστικών εκπομπών είναι η μελέτη της καταστολής τους με την ταυτόχρονη ύπαρξη θορύβου. Παρόλο που οι ωτοακουστικές εκπομπές μελετούν τη λειτουργία αισθητηριακών κυττάρων, είναι δυνατόν να τις χρησιμοποιήσουμε και για την έμμεση μελέτη τμήματος της ακουστικής νευρικής οδού. Το τμήμα της ακουστικής νευρικής οδού που συσχετίζεται με τα έξω τριχωτά κύτταρα ονομάζεται ελαιοκοχλιακό δεμάτιο (η ελαία περιλαμβάνει πυρήνες της ακουστικής οδού οι οποίοι συνδέονται με τον κοχλία). Όταν καταγράφουμε τις ωτοακουστικές εκπομπές από το ένα αυτί ενώ ταυτόχρονα ακούγεται θόρυβος από το άλλο, τότε παρατηρείται καταστολή των ωτοακουστικών εκπομπών, δηλαδή το εύρος τους είναι μικρότερο από όταν καταγράφονται χωρίς την ύπαρξη εξωτερικού θορύβου. Αυτό αποτελεί ένα φυσιολογικό φαινόμενο, το οποίο οφείλεται στη λειτουργία του ελαιοκοχλιακού δεματίου. Συγκεκριμένα, ο θόρυβος από το ένα αυτί διεγείρει τους πυρήνες της ελαίας, οι οποίοι με τη σειρά τους δρουν ανασταλτικά στη λειτουργία των έξω τριχωτών κυττάρων στο άλλο αυτί, στο οποίο γίνεται η καταγραφή των ωτοακουστικών εκπομπών. Πολυάριθμες μελέτες συσχετίζουν την καταστολή των ωτοακουστικών εκπομπών με τη δυνατότητα αντίληψης της ομιλίας σε θόρυβο. Σε πολλές περιπτώσεις παιδιών με ΔΑΕ, όπου το κύριο σύμπτωμα είναι η δυσκολία κατανόησης της ομιλίας σε θόρυβο, οι ωτοακουστικές εκπομπές δεν καταστέλλονται από την ύπαρξη εξωτερικού θορύβου. Θα πρέπει να σημειωθεί ότι με τον όρο «θόρυβος» δεν εννοείται θορυβώδης ήχος με ακαθόριστα χαρακτηριστικά, αλλά αντίθετα λευκός θόρυβος με πολλαπλές συχνότητες, συγκεκριμένη ένταση και ο οποίος παρέχεται από ρυθμισμένα ενδοωτιαία ακουστικά. Η αντικειμενική φύση της καταστολής των ωτοακουστικών εκπομπών μας επιτρέπει να ελέγξουμε τις πιθανές αλλαγές στη λειτουργικότητα του ελαιοκοχλιακού δεματίου μετά από τη διενέργεια ασκήσεων ακουστικής εκπαίδευσης.

Ακουστικά προκλητά δυναμικά του εγκεφαλικού στελέχους (ΑΠΔΕΣ)

Σύντομη ιστορική αναδρομή

Η απαρχή των ακουστικών προκλητών δυναμικών εντοπίζεται σε πειράματα σε ζώα που διεξάγονταν κατά το 19ο αιώνα. Οι τεχνολογικοί περιορισμοί κατά το τελευταίο τέταρτο του 19ου αιώνα και στις αρχές του 20ου δεν επέτρεπαν στους ερευνητές την επέκταση των νευροφυσιολογικών εφαρμογών. Για πρώτη φορά καταγράφηκαν ηλεκτρικά δυναμικά από την επιφάνεια του κρανίου ως απάντηση σε ακουστικά ερεθίσματα το 1939 από την Pauline Davis. Χαρακτηρίζονταν από παρατεταμένο λανθάνοντα χρόνο εμφάνισης και είχαν ως πηγή προέλευσης τον ακουστικό φλοιό. Σύμφωνα με την σημερινή ισχύουσα ορολογία, ταξινομούνται στα βραδέα ακουστικά προκλητά δυναμικά. Το 1958 από τους Geisler, Frishkopf και Rosenblith καταγράφηκαν με την πολύτιμη συμβολή της τεχνικής της υπολογιστικής άθροισης ακουστικά προκλητά δυναμικά 10-80 msec μετά την παρουσίαση του ακουστικού ερεθίσματος. Σύμφωνα με την ισχύουσα ορολογία ταξινομούνται στα μέσα ακουστικά προκλητά δυναμικά. Το 1970 ο Jewett απέδειξε ότι ήταν δυνατή η καταγραφή ηλεκτρικών δυναμικών από το εγκεφαλικό στέλεχος γατών ως απάντηση σε ακουστικά ερεθίσματα. Στη συνέχεια, οι Jewett και Willinston επέδειξαν παρόμοιες καταγραφές σε ανθρώπους και πρό-

τειναν μάλιστα και την ισχύουσα μέχρι σήμερα ονοματολογία των κα-
ταγραφόμενων κυματομορφών με λατινικούς αριθμούς από I-VII. Τρία
χρόνια αργότερα (1974), οι Hecox και Galambos επέκτειναν την εφαρ-
μογή των ακουστικών προκλητών δυναμικών σε βρέφη και ενήλικες. Οι
Starr και Hamilton, το 1976, περιέγραψαν σε μελέτη τους τις πιθανές
γεννήτριες των κυμάτων I έως V και ανέδειξαν την αξία των ακουστικών
προκλητών δυναμικών στη διερεύνηση παθολογικών καταστάσεων του
κεντρικού νευρικού συστήματος. Αυτή η κατά δεκαετίες καθυστέρηση
στην ανάπτυξη της καταγραφής των ακουστικών προκλητών δυναμικών
του εγκεφαλικού στελέχους οφείλεται στο πολύ χαμηλό τους εύρος σε
σχέση με την υπόλοιπη εγκεφαλική δραστηριότητα. Η καταγραφή τους
έγινε δυνατή με την ανάπτυξη των υπολογιστικών τεχνικών άθροισης και
των τεχνικών ενίσχυσης του σήματος, έτσι ώστε να αυξάνεται η σχέση
σήματος προς θόρυβο. Οι σημερινές τεχνολογικές δυνατότητες σε υλι-
σμικό και λογισμικό οδήγησαν στην ευρεία εφαρμογή των ακουστικών
προκλητών δυναμικών στην καθημερινή κλινική πράξη, καθώς και στην
ανάπτυξη νέων προσεγγίσεων και εξεταστικών μεθόδων.

Ορολογία

Ο όρος «*ακουστικά*» αναφέρεται κατά πρώτο λόγο στην εφαρμο-
γή ακουστικών ερεθισμάτων κατά τη διενέργεια της εξέτασης και κατά
δεύτερο λόγο στη διέγερση της ακουστικής νευρικής οδού, την οποία
και μελετούμε με τα ΑΠΔΕΣ. Ο όρος «*προκλητά*» αναφέρεται στην
προέλευση των ΑΠΔΕΣ, δηλαδή στο γεγονός ότι τα προκαλούμε τε-
χνητά με τη χρήση κατάλληλα επεξεργασμένων ηχητικών ερεθισμά-
των. Ο όρος «*δυναμικά*» δηλώνει τη φύση των ΑΠΔΕΣ, δηλαδή το
γεγονός ότι πρόκειται για ηλεκτρικό σήμα, ηλεκτρική δραστηριότητα
παραγόμενη στο κεντρικό νευρικό σύστημα, την οποία και μετρούμε με

τη μονάδα ηλεκτρικού δυναμικού, δηλ. το Volt και τις υποδιαιρέσεις του. Ο όρος «εγκεφαλικό στέλεχος» εντοπίζει την περιοχή του κεντρικού νευρικού συστήματος, το οποίο διεγείρουμε τεχνητά για να προκαλέσουμε την έκλυση ηλεκτρικών δυναμικών. Το εγκεφαλικό στέλεχος αποτελεί μία κομβική περιοχή, στην οποία βρίσκονται οι νευρωνικοί πυρήνες της ακουστικής οδού και στους οποίους διεκπεραιώνεται σημαντικό μέρος της ακουστικής επεξεργασίας.

Μέθοδος καταγραφής

Η μέθοδος καταγραφής θα περιγραφεί με βάση το σχήμα 2 που ακολουθεί.

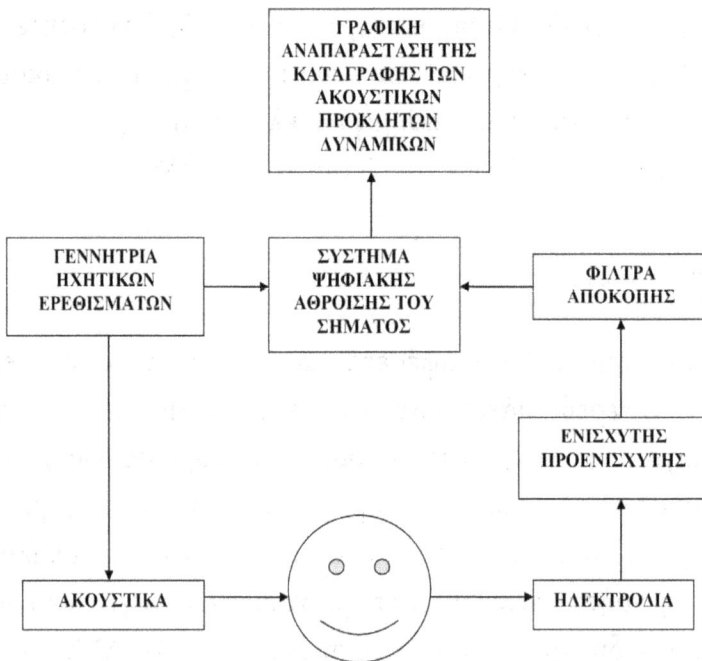

Σχήμα 2. Σχηματική αναπαράσταση της διάταξης καταγραφής των ΑΠΔΕΣ

100

Το σύστημα καταγραφής περιλαμβάνει μία γεννήτρια ηχητικών ερεθισμάτων. Μέσα από το λογισμικό του συστήματος μπορούμε με ακρίβεια να ορίσουμε τα ακουστικά χαρακτηριστικά του ερεθίσματος, την έντασή του, τη μίξη του και με άλλα ηχητικά ερεθίσματα. Διαφορετικά ηχητικά ερεθίσματα επηρεάζουν και με διαφορετικό τρόπο τα καταγραφόμενα ηλεκτρικά δυναμικά. Η γεννήτρια ηχητικών ερεθισμάτων συνδέεται με τα ακουστικά, τα οποία τοποθετούνται στα αυτιά του εξεταζόμενου. Ο κύριος τύπος ακουστικών στην καθημερινή κλινική πράξη είναι τα ενδοωτιαία ακουστικά, τα οποία τοποθετούνται μέσα στον έξω ακουστικό πόρο χρησιμοποιώντας ένα σπογγώδες βύσμα σαν ωτοασπίδα. Τα συμβατικά ακουστικά, τα οποία τοποθετούνται εξωτερικά πάνω από τα αυτιά, χρησιμοποιούνται σπανιότερα. Αυτό οφείλεται στο γεγονός ότι τα ενδοωτιαία ακουστικά προσφέρουν αποτελεσματικότερη μόνωση από εξωτερικούς θορύβους. Ένας τρίτος τύπος είναι το οστεόφωνο, ένας δονητής που τοποθετείται πίσω από το αυτί και πάνω στη μαστοειδή απόφυση (η οστική προβολή πίσω από το πτερύγιο του αυτιού). Το οστεόφωνο το χρησιμοποιούμε σε εξαιρετικές περιπτώσεις, π.χ. όταν υπάρχει ατρησία του έξω ακουστικού πόρου, οπότε παρακάμπτουμε το εξωτερικό αυτί στέλνοντας τον ήχο μέσα από τις οστέινες δομές. Όπως και με το είδος των ηχητικών ερεθισμάτων, έτσι και με το είδος των ακουστικών που χρησιμοποιούνται, παρατηρούνται διαφορές στα ΑΠΔΕΣ που καταγράφονται.

Για την καταγραφή των ΑΠΔΕΣ τοποθετούνται ηλεκτρόδια στην επιφάνεια του κρανίου του εξεταζόμενου. Συνήθως τοποθετούνται δύο στο μέτωπο και ένα σε κάθε μαστοειδή απόφυση, αν και υπάρχουν και άλλες διατάξεις τοποθέτησης. Η εφαρμογή τους γίνεται είτε με τη χρήση αυτοκόλλητων ηλεκτροδίων μίας χρήσης (εικόνα 4) είτε με την τοποθέτηση μεταλλικών ηλεκτροδίων πολλαπλών χρήσεων τα οποία στερεώνονται με ειδική πάστα. Η καλή ποιότητα και εφαρμογή των ηλεκτροδίων είναι πολύ μεγάλης σημασίας, γιατί μέσω αυτών συλλαμβάνουμε το ηλεκτρικό σήμα των ΑΠΔΕΣ.

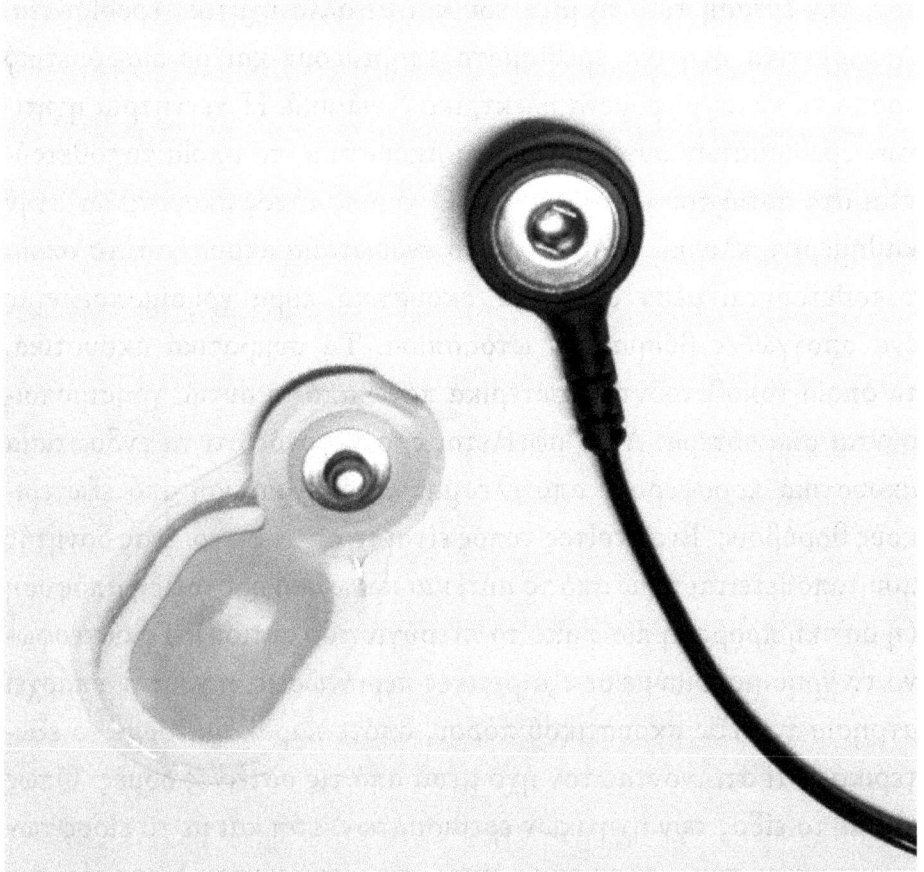

Εικόνα 4. Αυτοκόλλητο ηλεκτρόδιο με το αντίστοιχο καλώδιο σύνδεσης του ενισχυτή.

Το ασθενές ηλεκτρικό σήμα διέρχεται στη συνέχεια από μία διάταξη προενισχυτή-ενισχυτή και φιλτράρεται από τα φίλτρα αποκοπής. Τα φίλτρα αποκοπής ρυθμίζονται από τον εξεταστή και απορρίπτουν από την καταγραφή ηλεκτρικά στοιχεία άσχετα με το σήμα, το οποίο θέλουμε να καταγράψουμε. Η επίδρασή τους στην εξέταση είναι τόσο σημαντική ώστε να καθορίζει σε ορισμένες περιπτώσεις αν μπορούμε να καταγράψουμε ΑΠΔΕΣ ή όχι. Θα πρέπει να τονιστεί ότι η καταγραφή των ΑΠΔΕΣ είναι πολύ ευαίσθητη σε ηλεκτρικά παράσιτα και για αυτό το λόγο η εξέταση θα πρέπει να διενεργείται σε «φιλικό» ηλεκτρικό περιβάλλον, δηλαδή σε χώρο με όσο το δυνατόν λιγότερες παρεμβολές από γειτονικές ηλεκτρικές συσκευές.

Στη συνέχεια, το σήμα υφίσταται επεξεργασία από το σύστημα ψηφιακής άθροισης. Η ψηφιακή άθροιση είναι απαραίτητη ώστε να διαχωριστεί το σήμα από το θόρυβο. Με τον όρο «θόρυβος» δεν εννοείται ο ηχητικός θόρυβος, αλλά ο ηλεκτρικός θόρυβος από την υπόλοιπη εγκεφαλική δραστηριότητα. Τα ηλεκτρόδια, τα οποία έχουμε τοποθετήσει στον εξεταζόμενο δεν καταγράφουν μόνο τα ΑΠΔΕΣ, αλλά και ηλεκτρική δραστηριότητα από άλλες περιοχές του εγκεφάλου. Αν δεν διαχωρίσουμε την άσχετη ηλεκτρική δραστηριότητα, τότε δε θα μπορέσουμε να καταγράψουμε τα ΑΠΔΕΣ, διότι πρόκειται για πολύ χαμηλού εύρους δυναμικά τα οποία χάνονται μέσα στη γενική εγκεφαλική δραστηριότητα. Για αυτό το λόγο καταγράφονται πολλές δειγματοληψίες σε κάθε εξέταση, για παράδειγμα 2000 ή και περισσότερες. Όταν οι δειγματοληψίες αθροιστούν, τότε η ανεπιθύμητη ηλεκτρική δραστηριότητα που έχει τυχαίο χαρακτήρα (random) αλληλοεξουδετερώνεται, ενώ αντίθετα το σήμα των ΑΠΔΕΣ, το οποίο δεν έχει τυχαίο χαρακτήρα ακριβώς επειδή είναι προκλητό από τα δικά μας εξωτερικά ερεθίσματα, ενισχύεται και ξεχωρίζει.

Τέλος, μετά τη συλλογή και επεξεργασία των δεδομένων από το λογισμικό του συστήματος καταγραφής σχηματίζεται η γραφική αναπαράσταση της ηλεκτρικής δραστηριότητας της ακουστικής νευρικής οδού, η οποία αξιολογείται και ερμηνεύεται από τον εξεταστή (εικόνα 5). Όπως προαναφέρθηκε στο παρόν κεφάλαιο, τα ακουστικά προκλητά δυναμικά αποτελούν μία αντικειμενική ακουολογική μέθοδο, η οποία περιορίζει στο ελάχιστο τη συμμετοχή του εξεταζόμενου στην

αξιολόγηση του αποτελέσματος. Ωστόσο, στην αξιολόγηση των κατα-
γραφών υπεισέρχεται η υποκειμενικότητα του εξεταστή και απαιτείται
άρτια εκπαίδευση τόσο στην τεχνική της καταγραφής των ΑΠΔΕΣ,
όσο και στη μεθοδολογία της αξιολόγησης. Συχνά ο εξεταστής πρέπει
να λάβει γρήγορες αποφάσεις για την ποιότητα της καταγραφής και
να μεταβάλλει τις εξεταστικές παραμέτρους σε λίγα δευτερόλεπτα, ιδι-
αίτερα όταν οι εξετάσεις αφορούν βρέφη και μικρά παιδιά. Για αυτό
το λόγο ο εξεταστής θα πρέπει ο ίδιος να εκτελεί την εξέταση ώστε να
μπορεί να παρέμβει σε πραγματικό χρόνο. Κατά κανόνα το αποτέλεσμα
της εξέτασης είναι διαθέσιμο σε ελάχιστο χρόνο μετά την ολοκλήρωση
της καταγραφής.

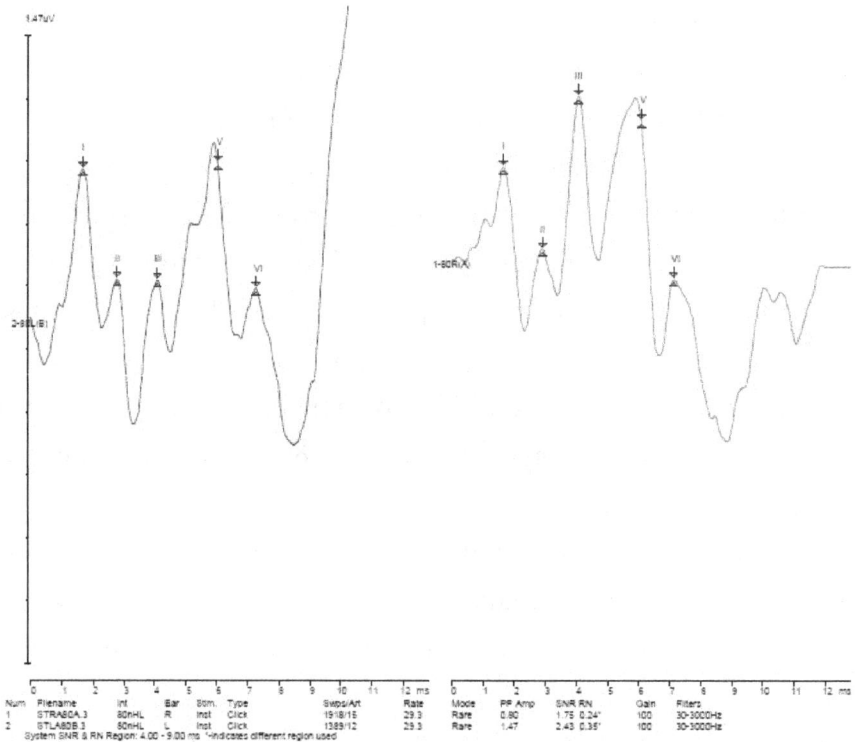

Εικόνα 5. Γραφική αναπαράσταση καταγραφής ΑΠΔΕΣ

Τι ακριβώς καταγράφουμε με τα ΑΠΔΕΣ;

Με τα ΑΠΔΕΣ καταγράφουμε τη δραστηριότητα των πυρήνων (αθροίσεις νευρώνων με εξειδικευμένη λειτουργία) και των συνδέσεών τους στην ακουστική νευρική οδό, δηλαδή του τμήματος του κεντρικού νευρικού συστήματος που αναλαμβάνει την κωδικοποίηση και αγωγή των ηχητικών ερεθισμάτων με τη μορφή ηλεκτροχημικής συναπτικής δραστηριότητας. Γνωρίζουμε πλέον αρκετές πληροφορίες για τη συσχέτιση των επαρμάτων της καταγραφής των ΑΠΔΕΣ με τους υπεύθυνους πυρήνες-γεννήτριες. Πειράματα των Moller και Jannetta (1985) σε ασθενείς που υποβάλλονταν ταυτόχρονα σε νευροχειρουργική επέμβαση και καταγραφή των ΑΠΔΕΣ, υπέδειξαν τις ακόλουθες συσχετίσεις. Τα επάρματα I και II προέρχονται από το ακουστικό νεύρο, τα επάρματα III και IV από τους κοχλιακούς πυρήνες και το σύμπλεγμα των πυρήνων της άνω ελαίας αντίστοιχα, το έπαρμα V από τον έξω λημνίσκο και τα επάρματα VI και VII από το οπίσθιο διδύμιο και το έσω γονατώδες σώμα αντίστοιχα.

Εφαρμογές των ΑΠΔΕΣ στην Παιδοακουλογία

Προληπτικός έλεγχος της ακοής των νεογνών

Πριν την ανάπτυξη των μεθόδων καταγραφής των ωτοακουστικών εκπομπών, η μόνη μέθοδος για τον έλεγχο της ακοής των νεογνών ήταν τα ΑΠΔΕΣ. Επειδή η καταγραφή των ΑΠΔΕΣ απαιτούσε χρόνο και ιδιαίτερα εξειδικευμένο προσωπικό, αναπτύχθηκαν στρατηγικές στοχευμένης προληπτικής εξέτασης νεογνών, τα οποία παρουσίαζαν αναγνωρισμένους παράγοντες κινδύνου για ύπαρξη συγγενούς βαρηκοΐας. Με την πρόοδο της ιατρικής επιστήμης, ο κατάλογος των παραγόντων κινδύνου διευρύνθηκε και η πλέον σύγχρονη μορφή του παρουσιάζεται στον πίνακα 1 (σελ. 118). Τα νεογνά που νοσηλεύονται στη μονάδα εντατικής αποτελούν ομάδα υψηλού κινδύνου και υπολογίζεται ότι αποτελούν περίπου το 1/3 των νεογνών με συγγενή βαρηκοΐα.

Πόσο νωρίς μπορούμε να καταγράψουμε ΑΠΔΕΣ; ΑΠΔΕΣ μπορούμε να καταγράψουμε ήδη σε πρόωρα νεογνά 26 εβδομάδων. Σε ακόμα πιο πρόωρα νεογνά μπορούμε να καταγράψουμε ΑΠΔΕΣ, αλλά με μεγαλύτερη ένταση του ακουστικού ερεθίσματος.

Ποια είναι η χαμηλότερη ένταση ακουστικού ερεθίσματος με την οποία μπορούμε να καταγράψουμε ΑΠΔΕΣ σε νεογνά και βρέφη; Με κατάλληλες εξεταστικές συνθήκες μπορούμε να καταγράψουμε ΑΠΔΕΣ σε ένα φυσιολογικό νεογνό σε ένταση <30 dBnHL, δηλαδή χαμηλότερα από την ένταση του ψιθύρου. Στους πρώτους 3 μήνες η ένταση ελαττώνεται κατά 10 dBnHL, ενώ στο τέλος του πρώτου χρόνου κατά ακόμα 5 dBnHL.

Ο προληπτικός έλεγχος με ΑΠΔΕΣ διενεργείται με συγκεκριμένη, σταθερή τιμή έντασης του ηχητικού ερεθίσματος. Αυτό το χαρακτηριστικό παρουσιάζει το πλεονέκτημα της ταχύτητας στη διενέργεια της εξέτασης και στην αξιολόγηση του αποτελέσματος. Ωστόσο, παρουσιάζει και το μειονέκτημα της πιθανότητας να αξιολογηθεί ένα νεογνό ως παθολογικό, ενώ στην πραγματικότητα είναι φυσιολογικό. Για να γίνει καλύτερα κατανοητό, ας δούμε ένα συγκεκριμένο παράδειγμα. Αν συμφωνήσουμε ότι η κατάλληλη ένταση για να ελέγξουμε ένα νεογνό είναι 35 dBHL (στην πραγματικότητα δεν υπάρχει ομοφωνία των ειδικών σε αυτό το θέμα) και το νεογνό αποτύχει στην προληπτική εξέταση, τότε θα παραπεμφθεί για περαιτέρω διαγνωστικό έλεγχο με ΑΠΔΕΣ. Θα μπορούσε όμως να πρόκειται για ένα νεογνό με φυσιολογική ακοή, αλλά με ύπαρξη υπολειμμάτων αμνιακού υγρού στην κοιλότητα του μέσου ωτός ή/και στον έξω ακουστικό πόρο, τα οποία επηρεάζουν τον προληπτικό έλεγχο προκαλώντας μία ήπια βαρηκοΐα αγωγιμότητας. Στα πλαίσια του προληπτικού ελέγχου δεν ενσωματώνονται άλλες μέθοδοι που θα μπορούσαν να αποκλείσουν την ύπαρξη τέτοιων παραγόντων, π.χ. η τυμπανομετρία. Το αποτέλεσμα είναι μία λανθασμένη παραπομπή που θα απασχολήσει εξειδικευμένο προσωπικό και θα προκαλέσει έντονη αγωνία στην οικογένεια του νεογνού. Από την άλλη, αν συμφωνήσουμε ότι η ένταση του ηχητικού ερεθίσματος που θα χρησιμοποιούμε θα είναι 45 dBHL, τότε υπάρχει η πιθανότητα να αξιολογηθεί ένα νεογνό ως φυσιολογικό, ενώ στην πραγματικότητα είναι παθολογικό. Ένα τέτοιο νεογνό θα μπορούσε να έχει βαρηκοΐα επιπέδου 30-35 dBHL και να επιτύχει στον προληπτικό έλεγχο. Θα μπορούσε λοιπόν να διαφύγει τον ηθμό της προληπτικής εξέτασης και στη συνέχεια να αντιμετωπίσει δυσκολίες στην ανάπτυξη της ομιλίας και του λόγου. Το συμπέρασμα είναι ότι δεν υπάρχει μία ένταση του ηχητικού ερεθίσματος κατά την καταγραφή των ΑΠΔΕΣ στα πλαίσια προληπτικού ελέγχου που να αποφεύγει τα λάθη εξίσου και προς τις δύο κατευθύνσεις, δηλαδή και τα ψευδώς παθολογικά και τα ψευδώς φυσιολογικά. Τα λάθη αυτά μπορούν να αποφευχθούν μόνο με την συνδυαστική εφαρμογή και άλλων εξετάσεων, όπως η τυμπανομετρία και οι ωτοακουστικές εκπομπές. Τότε όμως δε θα επρόκειτο πλέον για προληπτικό έλεγχο, αλλά μάλλον για διαγνωστική προσέγγιση και θα αυξανόταν σημαντικά όχι μόνο ο χρόνος της εξέτασης, αλλά και το κόστος της.

Τις τελευταίες δύο δεκαετίες έχουν αναπτυχθεί αυτοματοποιημένα συστήματα καταγραφής ΑΠΔΕΣ αποκλειστικά για τη διενέργεια προληπτικού ελέγχου. Η λογική πίσω από αυτά τα συστήματα είναι να μπορεί να διενεργείται η εξέταση από λιγότερο εξειδικευμένο προσωπικό, γρήγορα και σε μεγάλο αριθμό νεογνών. Τα συστήματα αυτά περιλαμβάνουν το ελάχιστο δυνατό υλισμικό και λογισμικό, ενσωματώνουν και εκτελούν αλγόριθμους, οι οποίοι ανιχνεύουν συγκεκριμένα χαρακτηριστικά των καταγραφών, τα οποία συγκρίνουν με μία βάση δεδομένων από φυσιολογικά νεογνά (templates). Αν παρατηρείται συμφωνία και σύμπτωση, τότε το αποτέλεσμα χαρακτηρίζεται ως φυσιολογικό, ενώ στην αντίθετη περίπτωση ως παθολογικό. Τα αυτοματοποιημένα συστήματα παρουσιάζουν επίσης την αχίλλειο πτέρνα της έντασης του ηχητικού ερεθίσματος. Επιπλέον, η απουσία εξειδικευμένου προσωπικού σχετίζεται με την πιθανότητα να επηρεάσουν το αποτέλεσμα της εξέτασης παράγοντες, όπως η εφαρμογή των ηλεκτροδίων, η σχέση με γειτονικές ηλεκτρικές πηγές, η ανεπαρκής ηχομόνωση κ.α. Σε ορισμένες χώρες έχουν ενεργοποιηθεί μικτά πρωτόκολλα προληπτικού ελέγχου, όπου πραγματοποιείται συνδυασμένη καταγραφή ωτοακουστικών εκπομπών και αυτοματοποιημένων ΑΠΔΕΣ.

Διαγνωστικός έλεγχος της ακοής στη βρεφική και παιδική ηλικία

Τα ΑΠΔΕΣ αποτελούν τη μέθοδο εκλογής για τη διάγνωση της βαρηκοΐας σε βρέφη και μικρά παιδιά. Οι διαγνωστικές δυνατότητες της μεθόδου περιλαμβάνουν τόσο το μέγεθος της βαρηκοΐας, όσο και το είδος της, δηλαδή αν είναι νευροαισθητηριακή, αγωγιμότητας ή μικτή βαρηκοΐα.

Οι βασικές αρχές καταγραφής ισχύουν, όπως προαναφέρθηκαν, με τη διαφορά όμως ότι στη βρεφική και πρώτη παιδική ηλικία παρατηρούνται ιδιαιτερότητες σχετικά με την κατάσταση του εξεταζόμενου παιδιού. Σε αντίθεση με τα νεογνά και τα βρέφη έως 6 μηνών, τα οποία παρουσιάζουν αρκετές ώρες φυσικού ύπνου, τα βρέφη με ηλικία μεγαλύτερη των 6 μηνών, καθώς και τα μικρά παιδιά είναι αρκετά ενεργητικά και πολλές φορές δεν επιτρέπουν την επίτευξη κατάλληλων εξεταστικών συνθηκών. Θα πρέπει ιδιαίτερα να τονιστεί ότι με την εξαίρεση της τυμπανομετρίας, οι αντικειμενικές παιδοακουολογικές μέθοδοι (ωτοακουστικές εκπομπές, ΑΠΔΕΣ) απαιτούν κατάλληλες εξεταστικές συνθήκες σε τέτοιο βαθμό, ώστε αν αυτές δεν επιτυγχάνονται να μην υπάρχει νόημα στη διενέργεια της εξέτασης. Για τις ηλικίες στις οποίες η επίτευξη φυσικού ύπνου κατά τη διάρκεια της εξέτασης είναι αδύνατη, χρησιμοποιείται η μέθοδος του προκλητού ύπνου. Το φάρμακο το οποίο ευρέως χορηγείται είναι η ένυδρος χλωράλη. Η χορήγηση γίνεται είτε από το στόμα είτε από το ορθό με κλύσμα. Η δοσολογία κυμαίνεται από 30-40mg/kg σωματικού βάρους και συνήθως προκαλεί ύπνο διάρκειας 30-40 min, διάστημα αρκετό για τη διαγνωστική προσέγγιση του παιδιού.

Η διαγνωστική εξέταση με ΑΠΔΕΣ απαιτεί σημαντικά περισσότερο χρόνο σε σχέση με την προληπτική εξέταση της ακοής. Επιπλέον, απαιτείται ευελιξία και ταχύτητα από την πλευρά του εξεταστή. Επειδή το εξεταζόμενο βρέφος/παιδί βρίσκεται σε κατάσταση ύπνου, οι αλλαγές στην εξεταστική προσέγγιση θα πρέπει να γίνονται ταχύτατα πριν αυτό ξυπνήσει. Για παράδειγμα, όταν εξετάζουμε για πρώτη φορά ένα παιδί δεν γνωρίζουμε εκ των προτέρων το επίπεδο της βαρηκοΐας του και συνεπώς και την ένταση του ακουστικού ερεθίσματος με την οποία θα ξεκινήσουμε. Αν χρησιμοποιήσουμε αρχικά ένταση αρκετά χαμηλότερη από το επίπεδο της βαρηκοΐας, τότε θα χάσουμε πολύτιμο χρόνο και το παιδί μπορεί να ξυπνήσει πριν την ολοκλήρωση της εξέτασης. Αν χρησιμοποιήσουμε αρχικά ένταση αρκετά υψηλότερη από το επίπεδο της βαρηκοΐας, τότε το παιδί μπορεί να ξυπνήσει από το δυνατό ήχο. Για αυτό το λόγο ο εξεταστής θα πρέπει να έχει προαποφασίσει, βασιζόμενος και σε πληροφορίες από άλλες αντικειμενικές εξετάσεις, από ποιο επίπεδο έντασης θα ξεκινήσει.

Ο προηγούμενος προβληματισμός αναδεικνύει τη βασική διαφορά των διαγνωστικών ΑΠΔΕΣ σε σχέση με την προληπτική τους εφαρμογή, η οποία είναι η χρήση *πολλαπλών εντάσεων* του ακουστικού ερεθίσματος. Πρακτικά, αυτό το οποίο αναζητείται είναι ο ηλεκτροφυσιολογικός ουδός ακοής. Ο ουδός είναι η ελάχιστη ένταση του ακουστικού ερεθίσματος, η οποία προκαλεί καταγραφή ηλεκτρικής δραστηριότητας από το εγκεφαλικό στέλεχος. Σε χαμηλότερες εντάσεις το εγκεφαλικό στέλεχος δεν παρουσιάζει καταγραφόμενη ηλεκτρική απόκριση, ενώ σε υψηλότερες παρουσιάζει εντονότερη ηλεκτρική δραστηριότητα. Θα μπορούσε να τεθεί το ερώτημα ποιος είναι ο φυσιολογικός ουδός ακοής στην εξέταση με ΑΠΔΕΣ. Οι περισσότερες μελέτες δείχνουν ότι μπορούμε να καταγράψουμε ΑΠΔΕΣ και σε εντάσεις 10 dB (συγκριτικά η ένταση του ψιθύρου είναι 30 dB). Ωστόσο, καταγραφές σε τόσο χαμηλές εντάσεις απαιτούν χρόνο και δεν πρέπει να ξεχνάμε ότι στόχος της εξέτασης είναι ο έλεγχος της ακοής και στα δύο αυτιά. Για αυτό το λόγο και για την αποφυγή πρόωρης διακοπής της εξέτασης, λόγω αφύπνισης του παιδιού, η εξέταση ολοκληρώνεται όταν λάβουμε καταγραφές σε εντάσεις 20-30 dB. Μία καταγραφή σε ένταση 10 dB φαίνεται στην εικόνα 6.

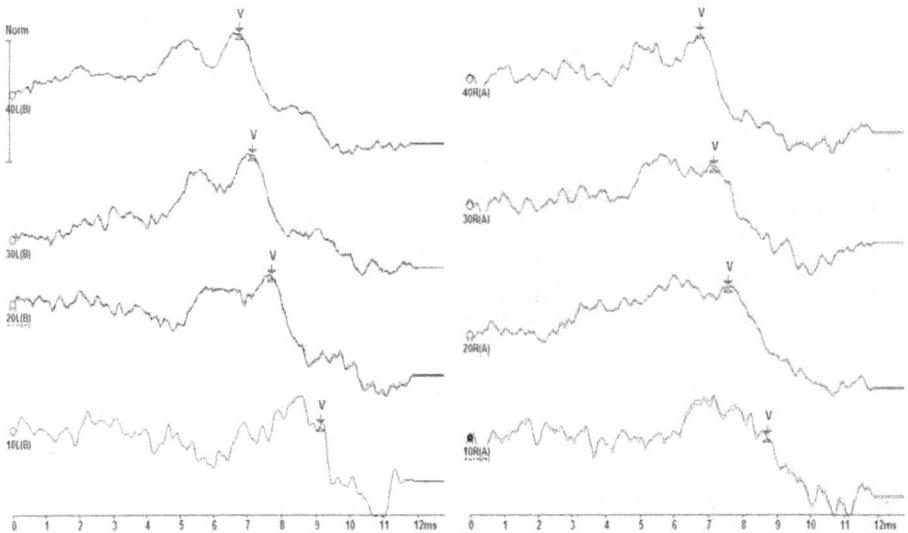

Εικόνα 6. Καταγραφή ΑΠΔΕΣ σε βρέφος. Διακρίνεται η βαθμιαία καταγραφή σε μικρότερες εντάσεις του ηχητικού ερεθίσματος από 40 έως 10 dB

Υπάρχουν περιορισμοί στη δυνατότητα των ΑΠΔΕΣ να εκτιμήσουν το επίπεδο ακοής (ακουστικός ουδός);

Τα ΑΠΔΕΣ αποτελούν τη σημαντικότερη αντικειμενική μέθοδο για την εκτίμηση της ακοής σε βρέφη και παιδιά. Ωστόσο, θα πρέπει να έχουμε υπόψη ότι με αυτή τη μέθοδο εξετάζουμε την ακουστική οδό έως και το εγκεφαλικό στέλεχος. Η ακοή όμως ολοκληρώνεται σε ακόμα ανώτερα επίπεδα, π.χ. στον ακουστικό φλοιό (κροταφικοί λοβοί). Σε πολύ σπάνιες περιπτώσεις μπορεί να υπάρχουν βλάβες στους κροταφικούς λοβούς και να προκαλούν τη λεγόμενη κεντρική κώφωση (Musiek et al 2004). Σε αυτή την περίπτωση, ενώ παρατηρούνται πολύ σοβαρά προβλήματα ακοής, η καταγραφή των ΑΠΔΕΣ αποκαλύπτει φυσιολογική λειτουργία του εγκεφαλικού στελέχους. Σε άλλες περιπτώσεις η καταγραφή παθολογικών ΑΠΔΕΣ δε συμβαδίζει με τη μέτρηση για παράδειγμα του τονικού ακουογράμματος, το οποίο μπορεί να είναι φυσιολογικό ή ήπια παθολογικό. Χαρακτηριστικό παράδειγμα αποτελεί η ακουστική νευροπάθεια. Ο ειδικός θα πρέπει να γνωρίζει την ύπαρξη αυτών και άλλων εξαιρέσεων για την αποφυγή εξαγωγής λανθασμένων συμπερασμάτων.

Ακουστικά προκλητά δυναμικά ASSR (Auditory Steady State Evoked Responses)

Τα τελευταία χρόνια έχει αναπτυχθεί ιδιαίτερα η εφαρμογή των ASSR. Τα ASSR αποτελούν την πιο εξελιγμένη μορφή αντικειμενικής παιδοακουολογικής εξέτασης, στα πλαίσια της οποίας η συμμετοχή του εξεταστή στην εκτίμηση της εξέτασης περιορίζεται κυρίως στην εξασφάλιση των κατάλληλων συνθηκών για τη διενέργειά της.

Ο εξοπλισμός, οι συνθήκες εξέτασης, το περιβάλλον στο οποίο αυτή πρέπει να εκτελείται ισχύουν, όπως προαναφέρθηκαν και για τα ΑΠΔΕΣ. Τα ακουστικά ερεθίσματα τα οποία εφαρμόζονται έχουν τις εξής ιδιαιτερότητες: Πρόκειται για τονικά ερεθίσματα τα οποία μεταβάλλονται χρονικά ως προς την ένταση ή/και ως προς τη συχνότητα. Όπως φαίνεται στην παρακάτω εικόνα 7, το ύψος (ένταση) του τόνου αυξομειώνεται σε συνάρτηση με το χρόνο. Στη δεύτερη σειρά φαίνονται σε επικάλυψη πολλαπλά ερεθίσματα διαφορετικών συχνοτήτων και στην τρίτη σειρά το σύνθετο ακουστικό ερέθισμα από το συνδυασμό των προηγούμενων.

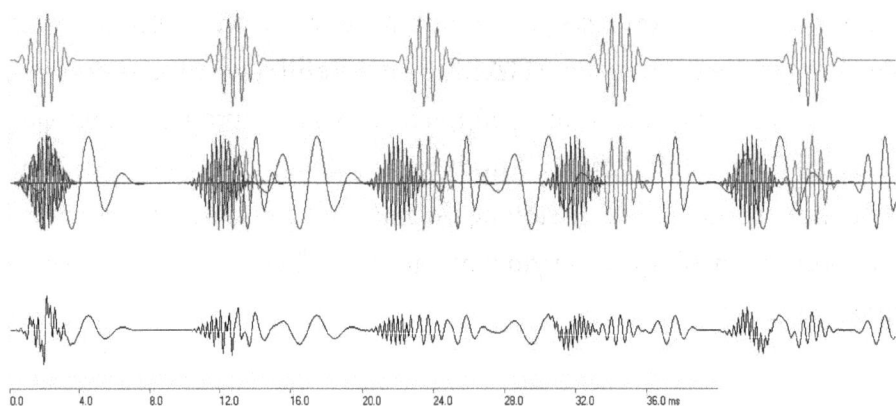

Εικόνα 7. Το περίπλοκο ακουστικό ερέθισμα των ASSR

Με την εφαρμογή ερεθισμάτων, τα οποία περιλαμβάνουν πολλές ξεχωριστές συχνότητες έχουμε τη δυνατότητα να εξετάσουμε γρήγορα και αντικειμενικά συγκεκριμένες συχνότητες ήχων και να εξάγουμε τις απαντήσεις μας σε μορφή ακουογράμματος, όπως φαίνεται στην εικόνα 8.

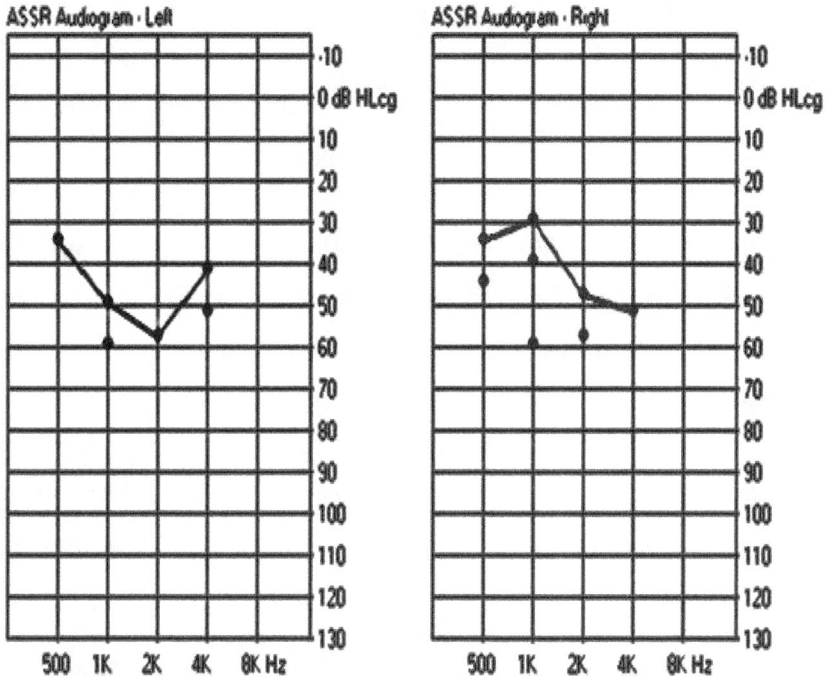

Εικόνα 8. Αντικειμενικό ακουόγραμμα ASSR σε παιδί 2 ετών, στο οποίο δεν μπορούσε να διενεργηθεί παιγνιοακουομετρία.

Η εκτίμηση των αποτελεσμάτων των ASSR γίνεται με συγκεκριμένα στατιστικά κριτήρια στα οποία ο εξεταστής έχει περιορισμένο έλεγχο. Το μεγάλο πλεονέκτημα της μεθόδου είναι ότι επιτρέπει την ταυτόχρονη εξέταση και των δύο αυτιών, μειώνοντας σημαντικά τον απαιτούμενο εξεταστικό χρόνο. Η σημασία της αμφίπλευρης εξέτασης είναι πολύ μεγάλη σε νεογνά, βρέφη και μικρά παιδιά τα οποία εξετάζονται σε κατάσταση ύπνου.

Νευρωτολογικές εφαρμογές των ΑΠΔΕΣ

Από τις πρώτες εφαρμογές των ΑΠΔΕΣ ήταν και η διερεύνηση της λειτουργικής ακεραιότητας του κεντρικού νευρικού συστήματος και συγκεκριμένα της ακουστικής νευρικής οδού. Όπως προαναφέρθηκε, η καταγραφή των ΑΠΔΕΣ αντιστοιχεί στην καταγραφή της ηλεκτρικής δραστηριότητας των πυρήνων της ακουστικής οδού και των μεταξύ τους συνδέσεων. Η φυσιολογική καταγραφή δεν απαιτεί μόνο φυσιολογική ακοή από την πλευρά του εξεταζόμενου, αλλά και φυσιολογική ανατομία και λειτουργία της ακουστικής οδού. Οποιοδήποτε πρόβλημα διαταράσσει τα παραπάνω, διαταράσσει και την καταγραφή των ΑΠΔΕΣ. Δύο χαρακτηριστικά παραδείγματα αποτελούν οι όγκοι *της γεφυροπαρεγκεφαλιδικής γωνίας και η πολλαπλή σκλήρυνση.* Η γεφυροπαρεγκεφαλιδική γωνία σχηματίζεται ανάμεσα στην παρεγκεφαλίδα και τη γέφυρα (τμήματα του εγκεφάλου) και είναι το σημείο στο οποίο το ακουστικό νεύρο εισέρχεται στο εγκεφαλικό στέλεχος για να συνδεθεί στη συνέχεια με τους κοχλιακούς πυρήνες. Συχνοί όγκοι της περιοχής αποτελούν το ακουστικό νευρίνωμα και το μηνιγγίωμα, τα οποία πιέζουν την ακουστική οδό με αποτέλεσμα να διαταράσσουν τη λειτουργία της. Η πολλαπλή σκλήρυνση (σκλήρυνση κατά πλάκας) είναι απομυελινωτική νόσος, η οποία προκαλεί εκφύλιση στη μυελίνη των νευρικών αξόνων. Η μυελίνη αποτελεί ένα είδος μόνωσης των νευρικών αξόνων, όπως αποτελεί η πλαστική επικάλυψη στα ηλεκτρικά καλώδια. Η εκφύλισή της προκαλεί σοβαρή διαταραχή στην αγωγή των ηλεκτρικών σημάτων από νευρώνα σε νευρώνα, η φυσιολογική λειτουργία της οποίας απαιτεί απαραίτητη προϋπόθεση για την επιτυχή καταγραφή των ΑΠΔΕΣ. Σε αυτές τις δύο χαρακτηριστικές περιπτώσεις τα ΑΠΔΕΣ είτε δεν καταγράφονται ακόμα και σε μεγάλες ηχητικές εντάσεις είτε παρατηρείται έλλειψη ή και αποστασιοποίηση των καταγραφόμενων κυμάτων (εικόνα 9). Στις περισσότερες περιπτώσεις και ιδιαίτερα στα αρχικά στάδια των προαναφερόμενων παθήσεων η ακοή, όπως καταγράφεται με το τονικό ακουόγραμμα, είναι φυσιολογική και τα ΑΠΔΕΣ είναι δυνατόν να συμβάλλουν ουσιαστικά στην έγκαιρη διάγνωσή τους.

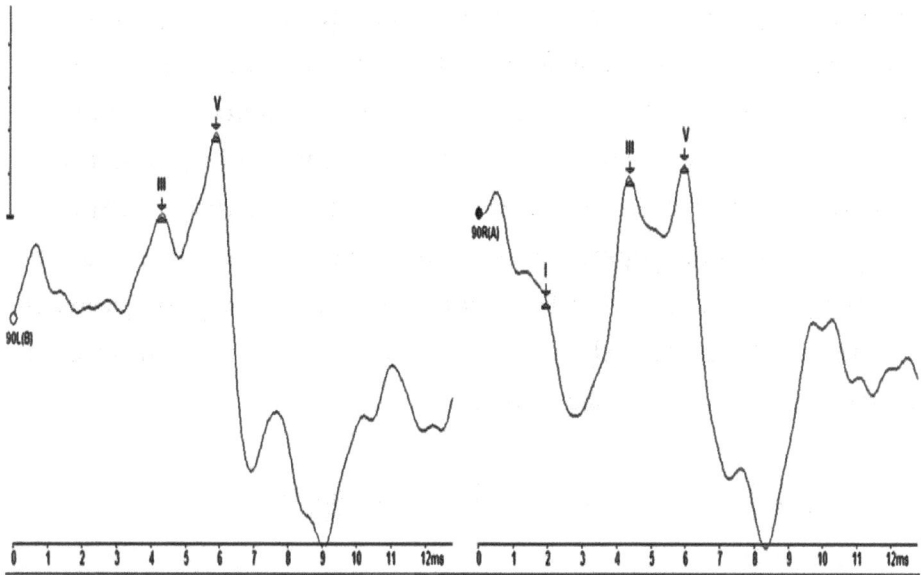

Εικόνα 9. *Στην αριστερή κυματομορφή παρατηρείται έλλειψη του κύματος I συγκριτικά με την καταγραφή στο δεξί αυτί. Πρόκειται για ασθενή με ανατομική παραλλαγή στην πορεία εγκεφαλικού αγγείου το οποίο πιέζει το ακουστικό νεύρο στην είσοδό του στο εγκεφαλικό στέλεχος.*

Είναι δυνατή η καταγραφή ακουστικών προκλητών δυναμικών μετά τα 15msec από την διοχέτευση του ηχητικού ερεθίσματος στο ακουστικό σύστημα του εξεταζόμενου. Ιδιαίτερο ενδιαφέρον για τις Διαταραχές Ακουστικής Επεξεργασίας παρουσιάζει η καταγραφή του επάρματος MMN (Mismatch Negativity). Το συγκεκριμένο έπαρμα καταγράφεται όταν το κεντρικό ακουστικό νευρικό σύστημα του εξεταζόμενου αντιλαμβάνεται αυτόματα το διαφορετικό (νέο) ηχητικό ερέθισμα. Κατά τη δοκιμασία καταγραφής MMN το άτομο ακούει σειρά επαναλαμβανόμενων ακουστικών ερεθισμάτων (ομιλητικών συνήθως), τα οποία διακόπτονται από μικρότερη σειρά διαφορετικών (νέων) ακουστικών ερεθισμάτων. Αυτά τα τελευταία, εφόσον το κεντρικό ακουστικό νευρικό σύστημα λειτουργεί φυσιολογικά, οδηγούν στην παραγωγή και καταγραφή του αρνητικού επάρματος MMN. Στην περίπτωση που αυτό καταγράφεται ελαττωμένο ή απουσιάζει τελείως, η ακουστική επεξεργασία δεν είναι φυσιολογική. Κατά την δοκιμασία καταγραφής του επάρματος ΜΜΝ ο εξεταζόμενος συνήθως παρακολουθεί μια ταινία με χαμηλωμένο τον ήχο, ώστε η προσοχή του να μην βρίσκεται στα ακουστικά ερεθίσματα που δέχεται καθώς η εξέταση αφορά στην αυτόματη ανίχνευση διαφορετικών ερεθισμάτων από το ακουστικό σύστημα. Αυτή η αυτόματη ανίχνευση συμβάλλει στην προσαρμογή του ατόμου στο περιβάλλον και εξελικτικά έχει τις ρίζες της στην ανάγκη εγρήγορσης απέναντι στο διαφορετικό.

Νεότερες εξελίξεις-ΑΠΔΕΣ με ομιλητικό ερέθισμα cABR

Τα τελευταία χρόνια ιδιαίτερο ενδιαφέρον παρουσιάζουν οι εφαρμογές των ΑΠΔΕΣ στη διερεύνηση των Διαταραχών Ακουστικής Επεξεργασίας (ΔΑΕ). Όπως εκτενώς αναφέρθηκε σε προηγούμενα κεφάλαια, οι ΔΑΕ σχετίζονται άμεσα με την ανάλυση, κωδικοποίηση και επεξεργασία της ανθρώπινης ομιλίας από το κεντρικό νευρικό σύστημα (ΚΝΣ) και πιο συγκεκριμένα την ακουστική νευρική οδό. Σε αυτή τη βάση έχουν αναπτυχθεί εφαρμογές καταγραφής των ΑΠΔΕΣ με σταθμισμένα ομιλητικά ακουστικά ερεθίσματα σε μια προσπάθεια να διερευνηθεί αντικειμενικά η ακουστική επεξεργασία. Η τεκμηρίωση για το εγχείρημα της συσχέτισης της επεξεργασίας της ομιλίας και της καταγραφής των ΑΠΔΕΣ βασίζεται στη γνώση ότι τα χρονικά και φασματικά χαρακτηριστικά της ομιλίας κωδικοποιούνται και διατηρούνται στις δομές του ΚΝΣ. Επιπλέον, η κωδικοποίηση δεν αφορά μόνο την ομιλία, αλλά όλους τους ήχους, π.χ. κλάμα, μουσική κ.λ.π. Το ερέθισμα το οποίο ευρύτερα εφαρμόζεται είναι το φώνημα da διάρκειας 40 msec, μέρος του οποίου φαίνεται στην εικόνα 10.

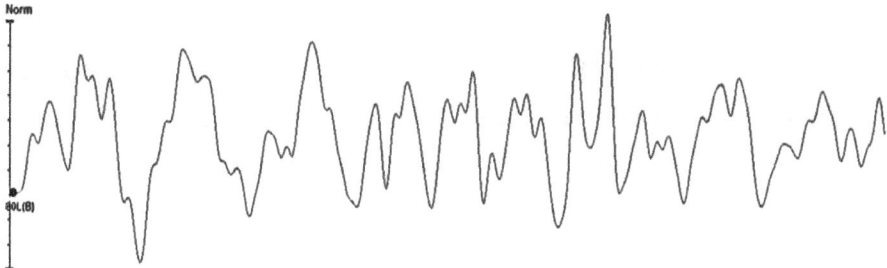

Εικόνα 10. Ομιλητικό ερέθισμα da διάρκειας 40 msec

Η μέθοδος καταγραφής των ομιλητικών ΑΠΔΕΣ είναι παρόμοια με όσα προαναφέρθηκαν. Η κύρια διαφορά είναι ότι απαιτείται αρκετός χρόνος για τη διενέργειά τους, γεγονός το οποίο δυσκολεύει τα παιδιά τα οποία διερευνούνται για ΔΑΕ και τα οποία συνήθως είναι μεγαλύτερα από 7 ετών. Για αυτό το λόγο, η εξέταση συχνά διενεργείται καθώς το παιδί παρακολουθεί μία ταινία σε χαμηλή ηχητική ένταση. Η καταγραφόμενη κυματομορφή διαφέρει ριζικά από τις συμβατικές καταγραφές, όπως φαίνεται και στην εικόνα 11.

cABR_DA_40ms.STM 0Hz Dur:40050us Win:

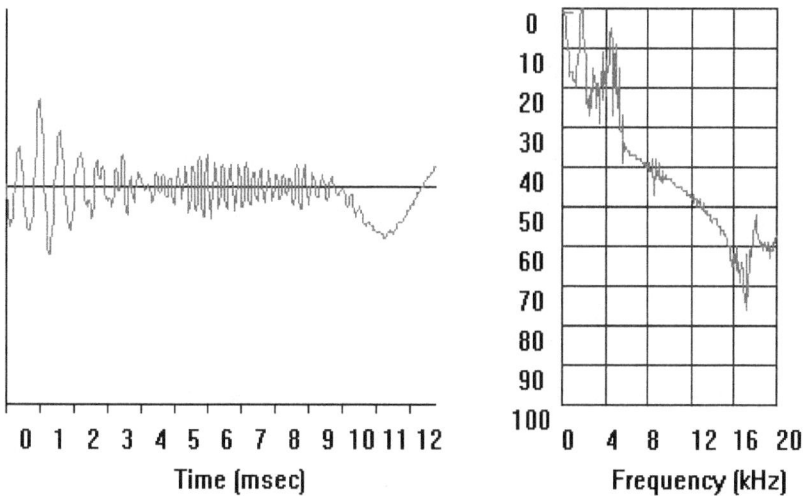

Εικόνα 11. Καταγραφή ομιλητικών ΑΠΔΕΣ

Η περιπλοκότητα της καταγραφής επιβάλλει τη μαθηματική ανάλυση των στοιχείων της. Κατά κανόνα η ανάλυση διενεργείται μέσω του μαθηματικού λογισμικού MATLAB και εξάγονται πολύτιμα συμπεράσματα για την ικανότητα της ακουστικής νευρικής οδού να αναλύει και να κωδικοποιεί τα χρονικά και φασματικά χαρακτηριστικά της ανθρώπινης ομιλίας. Η συγκέντρωση περισσότερων δεδομένων σε πληθυσμούς παιδιών με ΔΑΕ πιθανώς να οδηγήσει στην ενσωμάτωση της μεθόδου στη διερεύνησή τους. Στη διεθνή βιβλιογραφία η μέθοδος αναφέρεται ως cABR (complex Auditory Brainstem Responses).

Οικογενειακό ιστορικό βαρηκοΐας	
Ενδομήτριες λοιμώξεις	κυτταρομεγαλοιός, ερυθρά, έρπης, σύφιλη, τοξοπλάσμωση
Παραμονή στην μονάδα εντατικής νεογνών >5 ημερών	μηχανική υποστήριξη, ωτοτοξικά φάρμακα, υπερχολερυθριναιμία
Προωρότητα	<37 εβδομάδων
Κρανιοπροσωπικές δυσπλασίες	πτερυγίου, έξω ακουστικού πόρου, κροταφικών οστών, υπερωιοσχιστία
Σύνδρομα σχετιζόμενα με βαρηκοΐα	νευροινωμάτωση, οστεοπόρωση, Pendred, Usher, Waardenburg
Νευροεκφυλιστικές παθήσεις	
Λοιμώξεις μετά την γέννηση	έρπης, μηνιγγίτιδα
Τραυματισμός στο κεφάλι	ιδιαίτερα όταν απαιτείται εισαγωγή στο νοσοκομείο
Χημειοθεραπεία	

Παράγοντες κινδύνου για την εμφάνιση βαρηκοΐας (απώλεια ακοής) στα παιδιά - ιδιαίτερα για προοδευτικά επιδεινούμενη ή με όψιμη εμφάνιση. Προσοχή, αν διερευνηθούν μόνο τα παιδιά με παράγοντες κινδύνου για την ύπαρξη βαρηκοΐας, οι μελέτες δείχνουν πως χάνεται το 50% το παιδιών με βαρηκοΐα. Με βάση αυτά τα επιδημιολογικά δεδομένα η διενέργεια μαζικού προληπτικού ελέγχου σε όλα τα νεογνά είναι καθοριστικής σημασίας και θα πρέπει να εφαρμοστεί άμεσα και στην χώρα μας.

Ερωτήσεις για περαιτέρω προβληματισμό

1. Από ποια ηλικία και μετά μπορεί να γίνει ακουόγραμμα στα παιδιά;

2. Ποια στοιχεία για την ακοή του παιδιού προσφέρει το τυμπανόγραμμα;

3. Όταν συνομιλώ με ένα παιδί χωρίς ιδιαίτερα προβλήματα, υπάρχει περίπτωση να έχει βαρηκοΐα (απώλεια ακοής);

4. Σε ποια ηλικία συνήθως μπαίνει η διάγνωση όταν η βαρηκοΐα υπάρχει μόνο στο ένα αυτί του παιδιού;

5. Σε ποιες ηλικίες γίνεται η εξέταση των ακουστικών προκλητών δυναμικών εγκεφαλικού στελέχους;

6. Ποιες είναι οι κύριες εφαρμογές των ωτοακουστικών εκπομπών;

7. Ποια εφαρμογή των ωτοακουστικών εκπομπών μας αφορά στις Διαταραχές Ακουστικής Επεξεργασίας;

8. Σε ποιες ηλικίες θα πρέπει να ελέγχουμε ένα παιδί για την ακοή του;

9. Ποια είναι η πιο συχνή παροδική βαρηκοΐα στα παιδιά προσχολικής και πρώτης σχολικής ηλικίας;

10. Ποιες νομίζετε πως είναι οι επιπτώσεις στη σχολική μάθηση μιας βαρηκοΐας μικρού βαθμού και ποιες μιας μονόπλευρης (δηλαδή μόνο στο ένα αυτί) βαρηκοΐας;

Κεφάλαιο 8

Εκκριτική ωτίτιδα (υγρό στο αυτί πίσω από το τύμπανο)

Νίκος Ελευθεριάδης

Η εκκριτική ωτίτιδα αποτελεί ένα από τα συχνότερα παιδοωτολογικά προβλήματα και το συχνότερο αίτιο βαρηκοΐας αγωγιμότητας στην παιδική ηλικία. Υπολογίζεται ότι η επίπτωση του προβλήματος στον παιδικό πληθυσμό κορυφώνεται μεταξύ 2 και 5 ετών. Στην ηλικία των 2 ετών έως 20% των παιδιών παρουσιάζουν εκκριτική ωτίτιδα, ποσοστό το οποίο διαμορφώνεται σε 15% στην ηλικία των 5 ετών.

Η επίπτωση της εκκριτικής ωτίτιδας σε αυτές τις ευαίσθητες ηλικίες σε συνδυασμό με τη συνοδό βαρηκοΐα αγωγιμότητας, εξηγεί τα προβλήματα τα οποία προκαλούνται στην ανάπτυξη της ομιλίας και του λόγου, τις φωνολογικές διαταραχές και τις διαταραχές ακουστικής επεξεργασίας.

Το κύριο χαρακτηριστικό της εκκριτικής ωτίτιδας είναι η συλλογή υγρού στην κοιλότητα του μέσου ωτός, πίσω από την τυμπανική μεμβράνη. Το υγρό κατά κανόνα είναι άσηπτο, δηλαδή δεν περιέχει μικρόβια. Τα δύο κύρια αίτια πρόκλησης της εκκριτικής ωτίτιδας είναι η δυσλειτουργία της ευσταχιανής σάλπιγγας και η οξεία μέση ωτίτιδα. Η οξεία μέση ωτίτιδα είναι μία οξεία φλεγμονή της κοιλότητας του μέσου ωτός με συλλογή πύου πίσω από το τύμπανο, υψηλό πυρετό και πόνο (ωταλγία) και ενίοτε διάτρηση (αυτόματη ρήξη) της τυμπανικής μεμβράνης και ωτόρροια (το αυτί τρέχει πύον). Η αντιμετώπιση της οξείας μέσης ωτίτιδας γίνεται κυρίως με αντιβίωση διάρκειας τουλάχιστον 10 ημερών. Το πρόβλημα της εκκριτικής ωτίτιδας προκύπτει μετά την ίαση της φλεγμονής, οπότε παραμένει υγρό στην κοιλότητα του μέσου ωτός, χωρίς όμως ιδιαίτερα συμπτώματα.

Η δυσλειτουργία της ευσταχιανής σάλπιγγας αποτελεί σαφώς το συχνότερο αίτιο πρόκλησης εκκριτικής ωτίτιδας. Η ευσταχιανή σάλπιγγα αποτελεί ανατομικά και λειτουργικά τη σύνδεση της κοιλότητας του μέσου ωτός με τη ρινική κοιλότητα. Κάθε φορά που καταπίνουμε η ευσταχιανή σάλπιγγα ανοίγει και προκαλείται εξίσωση της πίεσης του αέρα στην κοιλότητα του μέσου ωτός με την πίεση του αέρα στο εξωτερικό περιβάλλον. Συνηθισμένο παράδειγμα προσωρινής δυσλειτουργίας της ευσταχιανής σάλπιγγας αποτελεί το αίσθημα «βουλώματος» των αυτιών όταν ανεβοκατεβαίνουμε σε υψόμετρο. Η παρατεταμένη δυσλειτουργία της ευσταχιανής σάλπιγγας οδηγεί στη σταδιακή αντικατάσταση του αέρα πίσω από το τύμπανο με υγρό. Το υγρό προκαλεί δυσκαμψία στη δόνηση της τυμπανικής μεμβράνης και την κίνηση της αλυσίδας των ακουστικών οσταρίων (σφύρα, άκμονας, αναβολέας). Στα παιδιά, η δυσλειτουργία της ευσταχιανής σάλπιγγας οφείλεται συνήθως στην απόφραξή της από αδενοειδείς εκβλαστήσεις (κρεατάκια) και σε επεισόδια λοιμώξεων του ανώτερου αναπνευστικού συστήματος. Τα παιδιά αυτά συνήθως δυσκολεύονται στην αναπνοή από τη μύτη (έχουν ανοιχτό το στόμα σχεδόν σε μόνιμη βάση), ροχαλίζουν κατά τη διάρκεια του ύπνου, ενώ σε αρκετές περιπτώσεις παρουσιάζουν και υπνική άπνοια. Η ανάπτυξη εκκριτικής ωτίτιδας αποτελεί φυσικό επακόλουθο και οδηγεί στην ανάπτυξη βαρηκοΐας αγωγιμότητας. Σε προχωρημένα στάδια το παιδί ρωτάει «τι-τι», αυξάνει την ένταση της τηλεόρασης και αρχίζει να μιλά δυνατά. Ιδιαίτερη κατηγορία παιδιών με δυσλειτουργία της ευσταχιανής σάλπιγγας, χωρίς απαραίτητα συνοδό υπερτροφία των αδενοειδών εκβλαστήσεων, είναι τα παιδιά με σύνδρομο Down και τα παιδιά με υπερωιοσχιστία, η οποία επηρεάζει σημαντικά το μηχανισμό διάνοιξης της ευσταχιανής σάλπιγγας. Τα παιδιά με σύνδρομο Down θα πρέπει να βρίσκονται σε τακτική παρακολούθηση διότι η μη έγκαιρη διάγνωση της εκκριτικής ωτίτιδας θα επιβαρύνει ιδιαίτερα και άλλους αναπτυξιακούς τομείς.

Η εκκριτική ωτίτιδα αποτελεί χαρακτηριστικό παράδειγμα καθυστερημένης διάγνωσης παιδικής βαρηκοΐας. Η καθυστέρηση στη διάγνωση της εκκριτικής ωτίτιδας μπορεί να διαρκέσει από μήνες έως και χρόνια. Στη συνέχεια θα αναφερθούν τα σημαντικότερα αίτια της μη έγκαιρης διάγνωσης.

Το κύριο αίτιο είναι η ασυμπτωματική φύση της εκκριτικής ωτίτιδας για μεγάλο χρονικό διάστημα. Σε αντίθεση με την οξεία μέση ωτίτιδα, η εκκριτική ωτίτιδα δεν παρουσιάζει πόνο, πυρετό ή ωτόρροια. Ωστόσο, είναι δυνατόν να προκληθεί μετά από ένα επεισόδιο οξείας μέσης ωτίτιδας. Σε μια τέτοια περίπτωση θα πρέπει οπωσδήποτε να προγραμματίζεται ειδικός ΩΡΛ έλεγχος μετά την ίαση του οξέος επεισοδίου.

Το δεύτερο αίτιο είναι ότι η ακριβής διάγνωση της εκκριτικής ωτίτιδας απαιτεί εμπειρία στην ωτοσκόπηση και πρόσβαση σε εξειδικευμένο εργαστηριακό εξοπλισμό. Η απλή ωτοσκόπηση με το ωτοσκόπιο χειρός δεν παρέχει συνήθως αρκετές πληροφορίες για τη διάγνωση της εκκριτικής ωτίτιδας. Κατά κανόνα η ωτομικροσκόπηση, δηλαδή η εξέταση του αυτιού με μικροσκόπιο από ειδικό ΩΡΛ αποκαλύπτει τις διαγνωστικές λεπτομέρειες της εκκριτικής ωτίτιδας, ιδιαίτερα όταν το υγρό είναι ακόμα λεπτόρρευστο.

Η εργαστηριακή επιβεβαίωση της εκκριτικής ωτίτιδας στηρίζεται στην τυμπανομετρία, όπου χαρακτηριστικά καταγράφουμε τυμπανόγραμμα τύπου C και B (περισσότερα για την τυμπανομετρία στο κεφάλαιο της Παιδοακουολογίας).

Το τρίτο αίτιο είναι ότι η εγκατάσταση της βαρηκοΐας είναι βαθμιαία και προοδευτικά επιδεινούμενη. Η σταδιακή επιδείνωση σε συνδυασμό με το μικρό της ηλικίας, δεν επιτρέπουν στο παιδί τη συνειδητοποίηση του προβλήματος και τη συζήτηση του με τους γονείς. Το παιδί συνηθίζει τη βαρηκοΐα του και θεωρεί ότι ακούει φυσιολογικά. Επιπλέον, οι γονείς παρουσιάζουν την τάση να υποβαθμίζουν το πρόβλημα και να το αποδίδουν σε έλλειψη προσοχής ή σε αδιαφορία. Η υποβάθμιση του προβλήματος από τους γονείς σε συνδυασμό με την ανεπιτυχή διαγνωστική προσέγγιση (έλλειψη ωτομικροσκόπησης και τυμπανομετρίας) καθυστερούν τη διάγνωση για μεγάλο χρονικό διάστημα με δραματικά επακόλουθα όσον αφορά την ανάπτυξη της ομιλίας και του λόγου.

Οι επιπτώσεις της εκκριτικής ωτίτιδας στην ανάπτυξη της ομιλίας και του λόγου εξαρτώνται άμεσα από την ηλικία εμφάνισης του προβλήματος, τη διάρκειά του, τις υφέσεις και εξάρσεις του. Παιδιά τα οποία εμφανίζουν εκκριτική ωτίτιδα σε ηλικία 1-2 ετών, παρουσιάζουν πολύ σοβαρά προβλήματα καθυστέρησης ομιλίας, σε αντίθεση με παιδιά που εμφανίζουν εκκριτική ωτίτιδα σε μεγαλύτερες ηλικίες, π.χ. 4-5 ετών, και έχουν προλάβει να αναπτύξουν ικανοποιητική ομιλία. Σε αρκετές περιπτώσεις, οι γονείς περιγράφουν ότι αρχικά η αναπτυξιακή πορεία των παιδιών ήταν ομαλή, αλλά στη συνέχεια ανακόπηκε ή και αναστράφηκε. Αν τα επεισόδια εκκριτικής ωτίτιδας είναι βραχύβια π.χ. 1-2 μηνών, τότε οι συνέπειές τους είναι μικρότερης βαρύτητας. Αν τα επεισόδια έχουν μεγαλύτερη διάρκεια, τότε το παιδί παρουσιάζει σοβαρά προβλήματα στη σχολική επίδοση, κουράζεται εύκολα, χάνει τη συγκέντρωση και την υπομονή του και μπορεί να μιλά πολύ δυνατά ή ακόμα και να αναπτύξει χειλεοανάγνωση. Αρκετά παιδιά αναπτύσσουν Διαταραχή Ακουστικής Επεξεργασίας, η οποία παραμένει μετά την ίαση της εκκριτικής ωτίτιδας, με δυσκολία στην κατανόηση της ομιλίας σε περιβάλλον με θόρυβο και προβλήματα στην εντόπιση της πηγής του ήχου. Επιπλέον, οι γονείς πολλές φορές παρατηρούν αξιοσημείωτες διακυμάνσεις της ακοής του παιδιού, οφειλόμενες σε εξάρσεις και υφέσεις της εκκριτικής ωτίτιδας, ιδίως όταν το αίτιό της είναι προβλήματα του ανώτερου αναπνευστικού συστήματος. Σε κάθε περίπτωση εκκριτικής ωτίτιδας, ο παιδοακουολόγος θα πρέπει οπωσδήποτε να ελέγχει, να επιβεβαιώνει ή να αποκλείει την ύπαρξη μόνιμης βαρηκοΐας, η οποία δυνατόν να συνυπάρχει με την εκκριτική ωτίτιδα. Η συγκεκριμένη παροδική απώλεια ακοής συνδέεται με την φωνολογική διαταραχή στα παιδιά. Στην περίπτωση αυτή, η φωνολογική διαταραχή είναι το αποτέλεσμα της επαναλαμβανόμενης εκκριτικής ωτίτιδας, η οποία όταν αντιμετωπιστεί έγκαιρα και αποτελεσματικά οδηγεί σε ταχεία βελτίωση της φωνολογικής διαταραχής.

Η αντιμετώπιση της εκκριτικής ωτίτιδας θα πρέπει να γίνεται οργανωμένα και συστηματικά. Στη συνέχεια θα αναφερθούν ορισμένες από τις κατευθυντήριες οδηγίες της Επιτροπής για την Εκκριτική Ωτίτιδα της Αμερικανικής Ακαδημίας Οικογενειακών Ιατρών, της Αμερικανικής Ακαδημίας Ωτορινολαρυγγολογίας και της Αμερικανικής Ακαδημίας Παιδιατρικής (Pediatrics *Vol.113 No. 5 May 1, 2004 pp. 1412 -1429*).

1. Η ιατρική διάγνωση θα πρέπει να διακρίνει και να διαφοροδιαγινώσκει την εκκριτική ωτίτιδα από την οξεία μέση ωτίτιδα.

2. Η τυμπανομετρία είναι η κύρια εργαστηριακή μέθοδος διάγνωσης της εκκριτικής ωτίτιδας.

3. Θα πρέπει να γίνεται σαφής διάκριση των παιδιών υψηλού κινδύνου για ανάπτυξη προβλημάτων ομιλίας, λόγου και μαθησιακών διαταραχών.

4. Παιδιά με βαρηκοΐα αγωγιμότητας λόγω εκκριτικής ωτίτιδας θα πρέπει να υποβάλλονται σε λογοθεραπευτική/πεδική εκτίμηση.

5. Φάρμακα όπως αντιισταμινικά (αντιαλλεργικά), αποσυμφορητικά, κορτικοστεροειδή και αντιμικροβιακά (αντιβιοτικά) δεν ενδείκνυνται για την αντιμετώπιση της εκκριτικής ωτίτιδας και δεν προσφέρουν μακροπρόθεσμο όφελος.

6. Σε περίπτωση όπου αποφασίζεται χειρουργική παρέμβαση, τότε η ενδεικνυόμενη αντιμετώπιση είναι η τυμπανοτομή και η τοποθέτηση σωληνίσκων αερισμού.

Οι σωληνίσκοι αερισμού (σωληνάκια) έχουν χρησιμοποιηθεί με μεγάλη επιτυχία αρκετές δεκαετίες και σε εκατομμύρια παιδιά (στη Βόρεια Αμερική γίνονται περισσότερες από ένα εκατομμύριο τοποθετήσεις σωληνίσκων αερισμού ετησίως). Πρόκειται για ασφαλή επέμβαση, η οποία δεν απαιτεί νοσηλεία του παιδιού και η ακοή αποκαθίσταται από την πρώτη ημέρα. Οι σωληνίσκοι, οι οποίοι κατά κανόνα χρησιμοποιούνται, αποβάλλονται αυτόματα από τον οργανισμό μετά από 6-8 μήνες. Μετά την αντιμετώπιση της εκκριτικής ωτίτιδας μπορούμε να ελέγξουμε τη λειτουργία του έσω ωτός για τον αποκλεισμό ή την εντόπιση συνοδών μόνιμων βαρηκοϊών νευροαισθητηριακού τύπου.

Συμπερασματικά, το γεγονός ότι η εκκριτική ωτίτιδα δεν παρουσιάζεται σαν οξύ πρόβλημα, θα πρέπει να μας οδηγεί στο να είμαστε πολύ προσεκτικοί στην έγκαιρη ανίχνευση και αντιμετώπιση ενός τόσο σημαντικού παιδοακουολογικού προβλήματος.

Ερωτήσεις για περαιτέρω προβληματισμό

1. Ποια είναι η εικόνα του παιδιού με εκκριτική ωτίτιδα;

2. Σε τι συμπέρασμα θα οδηγηθείτε αν ένα παιδί με διαγνωσμένη εκκριτική ωτίτιδα δεν παραπονιέται πως δεν ακούει καλά;

3. Πρέπει ένα παιδί με εκκριτική ωτίτιδα και βαρηκοΐα να κάνει λογοθεραπεία;

4. Ένα παιδί με επαναλαμβανόμενα επεισόδια εκκριτικής ωτίτιδας και προβλήματα άρθρωσης θα πρέπει να αντιμετωπιστεί και για τα δύο ή το ένα αρκεί;

5. Σε ποια ηλικία είναι πιο συχνή η ύπαρξη εκκριτικής ωτίτιδας;

Κεφάλαιο 9

Διάγνωση Διαταραχών Ακουστικής Επεξεργασίας (ΔΑΕ)

Βασιλική Ηλιάδου

Οι Διαταραχές Ακουστικής Επεξεργασίας συχνά συνυπάρχουν με άλλες νευροαναπτυξιακές διαταραχές, η διάγνωση των οποίων στηρίζεται σε ένα μεγάλο βαθμό σε ερωτηματολόγια και συνδυασμό συμπτωμάτων. Αυτό οδηγεί πολλές φορές στην πεποίθηση πως με τον ίδιο περιγραφικό τρόπο είναι δυνατόν να τεθεί η διάγνωση των ΔΑΕ. Στην πραγματικότητα, αυτή η προσέγγιση είναι μη επιστημονική και οδηγεί στη σύγχυση κλινικών πληθυσμών και όχι στο διαχωρισμό τους. Πολλά συμπτώματα των ΔΑΕ μπορεί να είναι κοινά με άλλες διαταραχές, αναπτυξιακές ή μη, ενώ άλλα σχετίζονται σε μεγάλο βαθμό με ερμηνεία των συμπεριφορών. Η ερμηνεία στηρίζεται στις γνώσεις που έχει κάποιος για συγκεκριμένες διαταραχές. Αν κάποιος γνωρίζει για παράδειγμα τη δυσλεξία ως αίτιο μαθησιακής δυσκολίας, είναι πιο πιθανό να κατευθυνθεί σε συσχέτιση των συμπτωμάτων που «βλέπει» στο παιδί με αυτή την αναπτυξιακή διαταραχή και όχι με τη Διαταραχή Ακουστικής Επεξεργασίας, την οποία πιθανότατα δεν γνωρίζει.

Η διάγνωση της Διαταραχής Ακουστικής Επεξεργασίας γίνεται με συγκεκριμένες δοκιμασίες, για τις οποίες υπάρχουν φυσιολογικές τιμές ανάλογα με τη χρονολογική ηλικία του παιδιού. Στα πλαίσια της διάγνωσης επιβάλλεται να χρησιμοποιούνται ερωτηματολόγια, να αναζητούνται συγκεκριμένα συμπτώματα του παιδιού και να αξιοποιούνται δεδομένα από το αναπτυξιακό και ιατρικό ιστορικό του. Αν υπάρχει η δυνατότητα συλλογής δεδομένων που αφορούν στο νοητικό επίπεδο του παιδιού, τις δυσκολίες που παρουσιάζει στο σχολείο και στο σπίτι, την οικογενειακή κατάσταση, την ύπαρξη μαθησιακών ή άλλων διαταραχών σε άλλα μέλη της οικογένειας, την εκτίμηση της προσοχής, της μνήμης και της κοινωνικής ένταξης του παιδιού, όλα αυτά συμβάλλουν σε μια πιο ακριβή διάγνωση. Ωστόσο, βασική προϋπόθεση για τη διάγνωση των ΔΑΕ είναι η διαγνωστική εξέταση του παιδιού με σταθμισμένες δοκιμασίες ανάλογα με την ηλικία του. Σε καμία περίπτωση δεν είναι δυνατή η παράκαμψη της διαγνωστικής προσέγγισης και η θεώρηση πως το παιδί έχει εικόνα ΔΑΕ, η οποία θα μπορούσε να δικαιολογήσει την απευθείας αντιμετώπιση της διαταραχής, με βάση μόνο τα συμπτώματα.

Ο πιο αποτελεσματικός τρόπος διαγνωστικής προσέγγισης των ΔΑΕ στηρίζεται σε σειρά δοκιμασιών, οι οποίες θα πρέπει να περιλαμβάνουν *ερεθίσματα λεκτικά και μη λεκτικά*. Στα λεκτικά ερεθίσματα συμπεριλαμβάνονται από λέξεις μέχρι προτάσεις και από συλλαβές μέχρι ψευδολέξεις. Στα μη λεκτικά υπάρχουν από απλοί ήχοι (τόνοι) μέχρι λευκός θόρυβος και κλικ. Βασική προϋπόθεση για να διαγνωστεί ένα παιδί με ΔΑΕ είναι να αντιλαμβάνεται τις οδηγίες που του δίνονται και να μπορεί να τις ακολουθήσει. Η επιλογή των συγκεκριμένων δοκιμασιών που χρησιμοποιούνται κάθε φορά εξαρτώνται από την κλινική εικόνα, τα συμπτώματα του παιδιού, το αναπτυξιακό και ιατρικό ιστορικό, τις αναφερόμενες δυσκολίες (συνήθως από τους γονείς) και τις άλλες διαγνώσεις που πιθανόν έχει. Με αυτό τον τρόπο επιτυγχάνεται η εξέταση του παιδιού με βάση την ηλικία και την γενικότερη εικόνα που παρουσιάζει με έμφαση στις αναφερόμενες δυσκολίες του. Για την ελληνική πραγματικότητα οι δοκιμασίες που περιλαμβάνουν λεκτικά ερεθίσματα δημιουργήθηκαν στο Εργαστήριο Ψυχοακουστικής στο Αριστοτέλειο Πανεπιστήμιο Θεσσαλονίκης (Iliadou et al 2009). Εξαίρεση αποτελεί μία από τις διχωτικές δοκιμασίες με αριθμούς, η οποία έχει δημιουργηθεί στη δεκαετία του '80 από Έλληνες ψυχιάτρους (Tzavaras, Kaprinis & Gatzoyas, 1981).

Οι φυσιολογικές τιμές ανά ηλικία για κάθε μία από τις εξετάσεις θα πρέπει να προσδιορίζονται με βάση το συγκεκριμένο πληθυσμό και το εργαστήριο στο οποίο χορηγούνται. Αυτό ισχύει για τις λεκτικές δοκιμασίες αλλά και για τις μη λεκτικές. Στα εγχειρίδια χορήγησης, βαθμολόγησης και ερμηνείας των δοκιμασιών ακουστικής επεξεργασίας βασική προϋπόθεση αποτελεί ο προσδιορισμός συγκεκριμένου μέσου όρου και τυπικής απόκλισης των αποτελεσμάτων, τα οποία αναμένονται από κάθε εξέταση με βάση την ηλικία του παιδιού. Σε καμία περίπτωση δεν θα πρέπει να λαμβάνονται εξετάσεις από το εξωτερικό και να χρησιμοποιούνται ως έχουν με τις φυσιολογικές τους τιμές. Φαίνεται πως πολλοί παράγοντες μπορεί να επηρεάζουν τις φυσιολογικές τιμές σε ανάλογες δοκιμασίες, όπως είναι για παράδειγμα οι διαφορετικές μέθοδοι διδασκαλίας και εξεταστικών μεθόδων σε κάθε χώρα.

Ψυχοακουστικές Δοκιμασίες Ακουστικής Επεξεργασίας

Α. Μη λεκτικές δοκιμασίες

1. Δοκιμασία Διάκρισης Συχνοτήτων. Η συγκεκριμένη δοκιμασία εξετάζει τη δυνατότητα διάκρισης ανάμεσα σε διαφορετικές ποιοτικά συχνότητες. Ο εξεταζόμενος ακούει τρεις τόνους (απλούς ήχους) και απαντάει με βάση το μοτίβο που άκουσε. Αν πρώτα ακούστηκε ένας λεπτός ήχος (υψηλή συχνότητα-πρίμα), στη συνέχεια ένας χοντρός (χα-

μηλή συχνότητα-μπάσα) και μετά πάλι ένας χοντρός, θα πρέπει ο εξεταζόμενος να πει λεπτός-χοντρός-χοντρός. Στη δοκιμασία υπάρχουν μόνο δύο διαφορετικοί ήχοι (1430Hz, 880Hz), οι οποίοι εναλλάσονται ανά τριάδες. Αρχικά, πριν την έναρξη της δοκιμασίας δίνονται δυάδες αυτών των ήχων προκειμένου να εξασφαλιστεί πως το παιδί αντιλαμβάνεται σωστά τι είναι αυτό που του ζητούμε να διακρίνει. Το κύριο μέρος της δοκιμασίας περιλαμβάνει 20 τριάδες για το δεξί αυτί και 20 τριάδες για το αριστερό αυτί. Το ποσοστό επί τοις εκατό των σωστών απαντήσεων ανά τριάδα, το οποίο δόθηκε από το παιδί, υπολογίζεται για κάθε αυτί χωριστά. Η αξιολόγηση της δοκιμασίας αφορά το ποσοστό επί τοις εκατό των σωστών απαντήσεων του παιδιού που εξετάζεται, το οποίο συγκρίνεται με το μέσο όρο και την τυπική απόκλιση ενός τυπικά αναπτυσσόμενου παιδιού, αλλά και στη σύγκριση του ποσοστού που πέτυχε στο δεξί σε σχέση με το αριστερό αυτί. Είναι δυνατόν η εξέταση να γίνει αποφεύγοντας την λεκτική απόκριση, με το παιδί να τραγουδάει τις τριάδες των τόνων που ακούει κάθε φορά ή σε μικρότερα παιδιά δείχνοντας αντικείμενα στα οποία έχουν αντιστοιχηθεί οι όροι χοντρός-λεπτός. Ανάλογα με την ηλικία του παιδιού υπάρχει η πιθανότητα να αντιλαμβάνεται το μοτίβο, αλλά σε κάποιες περιπτώσεις να μπερδεύει τον λεκτικό προσδιορισμό του, λέγοντας για παράδειγμα χοντρός-χοντρός-λεπτός, ενώ η τριάδα που ακούγεται είναι λεπτός-λεπτός-χοντρός. Με βάση την ηλικία του παιδιού ένα ποσοστό αυτών των λεγόμενων «αντιστροφών» μπορούν να προσμετρηθούν στις ορθές απαντήσεις.

2. Δοκιμασία διάκρισης διάρκειας απλών τόνων. Η συγκεκριμένη δοκιμασία είναι ιδιαίτερα ευαίσθητη σε άτομα με βλάβη στον εγκεφαλικό φλοιό. Οι τόνοι που χρησιμοποιούνται είναι 1000Hz και η διάρκεια τους είναι 500msec (μεγάλος) και 250msec (μικρός). Από την αρχή της δοκιμασίας δίνονται τριάδες των απλών αυτών τόνων

σε 6 διαφορετικούς συνδυασμούς (π.χ. μεγάλος-μεγάλος-μικρός, με-γάλος-μικρός-μεγάλος κ.α.). Η δοκιμασία διενεργείται μέσω ακου-ομετρητή στα 60dB HL και το εξεταζόμενο άτομο καλείται να επα-ναλάβει αποδίδοντας λεκτικά το μοτίβο εναλλαγής μικρού-μεγάλου ήχου που ακούει και αντιλαμβάνεται. Η δοκιμασία εξοικείωσης περι-λαμβάνει 5 τριάδες για κάθε αυτί ενώ το κύριο μέρος της δοκιμασί-ας αποτελείται από 20 τριάδες σε κάθε αυτί. Υπάρχει η πιθανότητα αντιστροφών των μοτίβων που ακούει ο εξεταζόμενος κατά την λεκτι-κή απόδοσή τους και θα πρέπει να αξιολογηθεί κατά πόσο αυτές θα πρέπει να προσμετρηθούν στις ορθές απαντήσεις με βάση την ηλικία (εφόσον πρόκειται για παιδί) και τη δυνατότητα απόδοσης τους μου-σικά (τραγουδιστά) χωρίς να παρεμβάλλεται το θέμα της λεκτικής απόδοσης του αντιληπτικού ακουστικού αντικειμένου. Οι τιμές που θα πρέπει να θεωρηθούν φυσιολογικές διαφοροποιούνται ανάλογα με την ηλικία, εφόσον πρόκειται για παιδιά (Iliadou et al 2009) και θα πρέπει να προσδιοριστούν ανάλογα με το εργαστήριο και το χρησι-μοποιούμενο εξοπλισμό για τους υπό διερεύνηση ενήλικες. Με τον τρόπο αυτό προσδιορίζεται ο μέσος όρος και θεωρείται ως παθολογι-κό ό,τι αποκλίνει πάνω από 2 τυπικές αποκλίσεις από τον μέσο όρο. Το αποτέλεσμα της δοκιμασίας υπολογίζεται σε τοις εκατό (%) και υποδηλώνει τις ορθές απαντήσεις του εξεταζόμενου.

3. Δοκιμασία για έλεγχο της ταχύτητας χρονικής επεξεργασίας. Πρόκειται για εξέταση που καταγράφει τον ουδό αναγνώρισης (δη-λαδή το μικρότερο χρονικό κενό ανάμεσα σε δύο ήχους, όπου αυτοί γίνονται αντιληπτοί ως δύο ξεχωριστικοί ήχοι) απλών ηχητικών ερε-θισμάτων με κοντινή παρουσίαση τους (της τάξης των msec). Συγκε-κριμένα, στις διαγνωστικές αυτές δοκιμασίες η χρονική απόσταση με-ταξύ των ακουστικών ερεθισμάτων είναι συνήθως μέχρι 40msec. Το εύρος από 0-40msec έχει επιλεγεί για να πλησιάζει τη χρονική διάρ-

κεια των περισσότερων συμφώνων, η οποία δεν ξεπερνά τα 40msec. Τα ηχητικά ερεθίσματα που χρησιμοποιούνται για τη συγκεκριμένη δοκιμασία μπορεί να είναι απλοί τόνοι με αυξομείωση της απόστασης παρουσίασης τους στον εξεταζόμενο. Ο εξεταζόμενος καλείται να πει αν άκουσε έναν ή δύο ήχους. Το μικρότερο χρονικό κενό στο οποίο αναγνωρίζει τους δύο τόνους είναι ο ουδός, ο οποίος και καταγράφεται ως το αποτέλεσμα της δοκιμασίας. Παραλλαγή της συγκεκριμένης δοκιμασίας χρησιμοποιεί λευκό θόρυβο (θόρυβο που έχει το σύνολο των ακουστών συχνοτήτων από το ανθρώπινο αυτί και εγκέφαλο) μέσα στον οποίο υπάρχουν μικρά χρονικά κενά μέχρι 20msec. Ο εξεταζόμενος στη συγκεκριμένη δοκιμασία καλείται να πατήσει ένα κουμπί κάθε φορά που αντιλαμβάνεται κενό στο συνεχόμενο θόρυβο. Κάθε κομμάτι θορύβου έχει από κανένα έως και τρία κενά. Στην συγκεκριμένη δοκιμασία εξετάζεται χωριστά το κάθε αυτί και υπολογίζεται ο ουδός του. Με τον τρόπο αυτό αναδεικνύονται περιπτώσεις ατόμων που έχουν διαφορά μεταξύ των δύο αυτιών, γεγονός μη εφικτό στην πρώτη δοκιμασία καθώς αυτή πραγματοποιείται με παρουσίαση των ερεθισμάτων και στα δύο αυτιά ταυτόχρονα.

B. Λεκτικές δοκιμασίες

1. Διχωτική δοκιμασία. Πρόκειται για δοκιμασία που χρησιμοποιήθηκε αρχικά για τον έλεγχο της πλαγίωσης του εγκεφάλου ως προς τις λειτουργίες που επιτελεί. Το μεγαλύτερο ποσοστό των δεξιόχειρων καθώς και ένα μεγάλο ποσοστό των αριστερόχειρων παρουσιάζουν καλύτερα αποτελέσματα ως προς τα ακουστικά ερεθίσματα που δίνονται στο δεξί αυτί. Το γεγονός είναι συνδυασμός δύο βασικών ανατομοφυσιολογικών δεδομένων. Πρώτον, οι ίνες που μεταφέρουν τις πληροφορίες από το αυτί στον εγκέφαλο είναι ενισχυμένες με κατάληξη στο αντίθετο ημισφαίριο του εγκεφάλου (δηλαδή οι πληροφορίες από το δεξί αυτί μεταφέρονται σε μεγαλύτερο βαθμό στο αριστερό ημισφαίριο του εγκεφάλου) και δεύτερον, το αριστερό ημισφαίριο του εγκεφάλου είναι λειτουργικά εξειδικευμένο για μεγαλύτερη ανάλυση των ηχητικών ερεθισμάτων και για την επεξεργασία της γλώσσας. Στη συγκεκριμένη δοκιμασία, ο εξεταζόμενος ακούει διαφορετικά ερεθίσματα από το δεξί και το αριστερό αυτί και καλείται να επαναλάβει ό,τι άκουσε. Στην πιο απλή της μορφή, τα ερεθίσματα είναι αριθμοί και ο εξεταζόμενος καλείται να επαναλάβει ό,τι άκουσε χωρίς να ενδιαφέρει από ποιο αυτί θεωρεί πως άκουσε τον κάθε αριθμό. Το αποτέλεσμα δίνεται σε επί τοις εκατό ποσοστό ορθής αναγνώρισης των ερεθισμάτων στο δεξί και το αριστερό αυτί χωριστά. Στη μορφή που χρησιμοποιείται για τη διάγνωση της Διαταραχής Ακουστικής Επεξεργασίας υπάρχουν φυσιολογικές τιμές ανά αυτί (δεξί-αριστερό) ανάλογα με την ηλικία για τα παιδιά. Ως αποτέλεσμα αξιολογείται το ποσοστό ορθής αναγνώρισης των αριθμών με βάση τις φυσιολογικές τιμές ανά ηλικία, αλλά και η σχέση αποτελέσματος του δεξιού με το αριστερό αυτί. Η δοκιμασία μπορεί να δοθεί και με λέξεις ή ψευδολέξεις. Σε κάθε μορφή της που περιγράφηκε μέχρι τώρα, σε κάθε αυτί δίνεται ζεύγος των επιλεγμένων ερεθισμάτων (αριθμοί, λέξεις, ψευδολέξεις). Τέλος, υπάρχει και η μορφή με προτάσεις, όπου ο εξεταζόμενος καλείται να επαναλάβει την πρόταση που άκουσε από το δεξί ή το αριστερό αυτί ανάλογα με το τι ζητάει ο εξεταστής.

2. *Ομιλητική δοκιμασία σε θόρυβο.* Ο εξεταζόμενος ακούει συνολικά πενήντα δισύλλαβες λέξεις σε κάθε αυτί. Τα επίπεδα ακουστικής δυσκολίας είναι πέντε και σε κάθε επίπεδο δυσκολίας δίνονται δέκα λέξεις. Η έναρξη της δοκιμασίας γίνεται από το πιο εύκολο επίπεδο δυσκολίας και βαθμιαία καταλήγει στο πιο δύσκολο. Η πιο εύκολη ακουστική συνθήκη παρουσιάζει λόγο σήματος προς θόρυβο +7 (ομιλία/θόρυβο), στη συνέχεια +5, +3, +1 και η πιο δύσκολη ακουστική συνθήκη είναι στο -1 (ομιλία/θόρυβο). Ο λόγος σήματος προς θόρυβο εκφράζει πόσα decibel dB διαφέρει η ένταση της ομιλίας

από την ένταση του θορύβου. Η δοκιμασία βαθμολογείται αυτόματα μέσω της εφαρμογής Numbers σε iPad και μας δίνει ποσοστά επιτυχίας ανά ακουστική δυσκολία και ένα δείκτη που μας προσδιορίζει σε πιο επίπεδο ομιλίας προς θόρυβο αντιλαμβάνεται σωστά το εξεταζόμενο άτομο, το 50% των λέξεων που ακούει κατά τη διάρκεια της δοκιμασίας αντίληψης ομιλίας σε θόρυβο. Η δοκιμασία μας επιτρέπει τον προσδιορισμό του δείκτη του 50% ορθής αντίληψης λέξεων σε θόρυβο για κάθε αυτί χωριστά, προκειμένου να αναδειχθούν τυχόν υπάρχουσες ασυμμετρίες μεταξύ των αυτιών. Παράλληλα, υπάρχουν φυσιολογικές τιμές με βάση την ηλικία του παιδιού, αλλά και τιμές για ενήλικες. Οι λέξεις που χρησιμοποιούνται έχουν επιλεχθεί με βάση συγκεκριμένα κριτήρια συχνότητας και φωνητικής ισοστάθμισης έτσι ώστε να αντιπροσωπεύουν τις ανάγκες της νέας ελληνικής γλώσσας. Τα αποτελέσματα της συγκεκριμένης δοκιμασίας όταν συγκριθούν με αυτά της υπερουδικής ομιλητικής ακουομετρίας σε ησυχία αναδεικνύουν αντιληπτικά προβλήματα σε πολύ μεγαλύτερο βαθμό εξεταζόμενων, είτε πρόκειται για παιδιά είτε για ενήλικες. Τα μεγαλύτερα αυτά προβλήματα αντικατοπτρίζουν με μεγαλύτερη πιστότητα την καθημερινή αντιληπτική ικανότητα του εξεταζόμενου ατόμου.

Αντικειμενικές εξετάσεις

Ο ρόλος των αντικειμενικών εξετάσεων στον έλεγχο παιδιού ή ενήλικα για Διαταραχή Ακουστικής Επεξεργασίας είναι στην παρούσα χρονική στιγμή και με τα επιστημονικά δεδομένα, που υπάρχουν διαθέσιμα σε παγκόσμιο επίπεδο, *συμπληρωματικός* προς τις *ψυχοακουστικές* δοκιμασίες. Οι αντικειμενικές εξετάσεις που μπορούν να χρησιμοποιηθούν είναι τα ακουστικά προκλητά δυναμικά εγκεφαλικού στελέχους, τα MLR, το MMN και οι ωτοακουστικές εκπομπές (για λεπτομέρειες βλέπε κεφάλαιο Παιδοακουολογία). Συνήθως τα ακουστικά προκλητά δυναμικά εγκεφαλικού στελέχους και οι ωτοακουστικές εκπομπές είναι φυσιολογικές. Ωστόσο, είναι δυνατόν να έχουμε παθολογικά ευρήματα στα ακουστικά προκλητά δυναμικά εγκεφαλικού στελέχους που να δηλώνουν ασυμμετρία ως προς τους λανθάνοντες χρόνους εμφάνισης κάποιων κυμάτων μεταξύ δεξιού και αριστερού αυτιού ή που να αναδεικνύουν την ύπαρξη ακουστικής νευροπάθειας. Η ακουστική νευροπάθεια είναι μια διαταραχή που επηρεάζει την καθαρότητα του εισερχόμενου ακουστικού σήματος της ομιλίας στο ακουστικό σύστημα λόγω αδυναμίας συντονισμού σε επίπεδο νευρώνων του κεντρικού ακουστικού νευρικού συστήματος.

Στις ωτοακουστικές εκπομπές κατά τον έλεγχο των ΔΑΕ είναι δυνατόν να έχουμε μερική καταγραφή ανά μπάντα συχνοτήτων (για τις παροδικά προκλητές ωτοακουστικές εκπομπές) ή ανά εξεταζόμενη συχνότητα (για τα προϊόντα παραμόρφωσης-ωτοακουστικές εκπομπές), ενώ το ακουόγραμμα είναι φυσιολογικό. Αυτό μπορεί να δείχνει πρόβλημα στην αποκωδικοποίηση σε επίπεδο κεντρικού ακουστικού νευρικού συστήματος ενός ήδη μειωμένου σήματος λόγω βλάβης σε επίπεδο έξω τριχωτών κυττάρων στον κοχλία (εσωτερικό αυτί). Ιδιαίτερα σημαντική θεωρείται η εξέταση του MMN (MisMatch Negativity), ενός αρνητικού επάρματος που εκλύεται κατά την εμφάνιση μικρής σειράς διαφορετικού ακουστικού ερεθίσματος κατά την διάρκεια επαναλαμβανόμενων ίδιων ερεθισμάτων. Εικάζεται πως αναδεικνύει την αυτόματη προσοχή σε ένα νέο ακουστικό ερέθισμα, ακόμα κι όταν το άτομο δεν προσέχει τα ακουστικά ερεθίσματα που ακούει. Το έπαρμα φαίνεται ελαττωμένο ή απουσιάζει τελείως σε ομάδες παιδιών και ενηλίκων με ΔΑΕ.

Ερωτήσεις για περαιτέρω προβληματισμό

1. Μπορούμε να θέσουμε τη διάγνωση των ΔΑΕ στηριζόμενοι μόνο σε ερωτηματολόγια ή καταγραφή συμπτωμάτων; Αιτιολογήστε την απάντησή σας.

2. Ποια χαρακτηριστικά θα πρέπει να έχουν οι φυσιολογικές τιμές των εξετάσεων για τη διάγνωση των ΔΑΕ σε παιδιά;

3. Μπορούμε να εφαρμόζουμε δοκιμασίες οι οποίες έχουν δημιουργηθεί σε άλλες χώρες; Αιτιολογήστε την απάντησή σας.

4. Ποιες βλάβες μπορεί να εντοπίσει η δοκιμασία διάκρισης διάρκειας απλών τόνων;

5. Ποιο είναι το πλεονέκτημα της δοκιμασίας ελέγχου της ταχύτητας χρονικής επεξεργασίας με κενά σε λευκό θόρυβο;

6. Περιγράψτε τις λεκτικές δοκιμασίες που εφαρμόζονται στη διάγνωση των ΔΑΕ. Ποιες πληροφορίες προσφέρουν;

7. Σε ποιο στάδιο βρίσκεται ο διαγνωστικός έλεγχος των ΔΑΕ με αντικειμενικές μεθόδους;

8. Αναφέρετε ορισμένες από τις αντικειμενικές μεθόδους. Αφού ανατρέξετε στο κεφάλαιο της Παιδοακουολογίας ποια θεωρείτε ότι είναι η ταχύτερη εξέταση;

Κεφάλαιο 10

Αντιμετώπιση ΔΑΕ από το γενικό στο ειδικό

Καλλιόπη Απάλλα-Βασιλική Ηλιάδου

Στα πλαίσια της αντιμετώπισης παιδιών με ΔΑΕ χρησιμοποιούνται *γενικές μέθοδοι που αφορούν τη γλώσσα και τις γνωστικές και μεταγνωστικές στρατηγικές, στρατηγικές μάθησης με επικέντρωση στη μνήμη και την ενεργητική προσοχή και ειδικές μέθοδοι αντιμετώπισης, που περιλαμβάνουν την εξατομικευμένη ακουστική εκπαίδευση, την ενίσχυση του ακουστικού σήματος πάνω από τον θόρυβο και την τροποποίηση των ακουστικών συνθηκών στην καθημερινότητα του παιδιού.*

Ένα μέρος των προβλημάτων των παιδιών με ΔΑΕ αφορά στη γενικότερη θεώρηση που έχουμε ως κοινωνία για τη διδασκαλία και τη μάθηση. Πολύ συχνά η διδασκαλία θεωρείται *ενεργητική διαδικασία* ενώ η μάθηση *παθητική*. Αναμένεται από τους δασκάλους να γεμίσουν τα μυαλά των μαθητών με πληροφορίες χωρίς ουσιαστικά τα παιδιά να είναι ενεργά. Αυτή η διχοτόμηση προκαλεί προβλήματα σε όλες τις ηλικίες, ιδιαίτερα όμως σε παιδιά με Διαταραχή Ακουστικής Επεξεργασίας.

Τα παιδιά με ΔΑΕ συχνά αισθάνονται αβοήθητα μέσα στην τάξη με επακόλουθη τη δυσκολία στην ανάληψη ενεργητικού ρόλου στη μάθηση. Επιπρόσθετα, γονείς που δεν αναγνωρίζουν τη διαδραστικότητα της σχέσης δασκάλου-μαθητή, ρίχνοντας όλο το βάρος της μάθησης στο δάσκαλο με τοποθετήσεις τύπου «το σχολείο είναι εκεί για να διδάσκει τα παιδιά μας», δυσχεραίνουν την κατανόηση του προβλήματος.

Ένας άλλος σημαντικός παράγοντας σε παιδιά με ΔΑΕ είναι η έλλειψη κινήτρου. Επανειλημμένες αποτυχίες, παρεξηγήσεις και δυσκολίες αναστέλλουν τον ενθουσιασμό και οδηγούν σε δευτερογενή διαταραχή κινήτρου. Τα παιδιά σταδιακά αποσύρονται από την πράξη της ακρόασης και μάθησης από φόβο για επιπλέον αποτυχία. Σε αρκετές περιπτώσεις το πρόβλημα επιδεινώνεται από την μη στοχευμένη ειδική εκπαίδευση, η οποία επικεντρώνεται στην εξωτερική βοήθεια και όχι στις ικανότητες που μπορεί να αναπτύξει το παιδί προκειμένου να βρει λύσεις από μόνο του. Τελικά, παιδιά με ΔΑΕ αναπτύσσουν δυσπροσαρμοστικές στρατηγικές, οι οποίες αντιγράφουν επικοινωνιακές και μαθησιακές αποτυχίες, και επαναστατούν ή αποφεύγουν καθήκοντα προκειμένου να κερδίσουν κάποιου τύπου προσοχή ακόμη και με τον αρνητικό τρόπο. Υπό αυτές τις συνθήκες γίνεται κατανοητό ότι υπάρχει ανάγκη για ενεργοποίηση εναλλακτικών στρατηγικών στην εκπαίδευση παιδιών με ΔΑΕ.

Στρατηγικές στη διαχείριση των παιδιών με διάγνωση ΔΑΕ

Α. Γενικές

1. Γλωσσικές και μεταγλωσσικές στρατηγικές

Μία από τις πρωταρχικές δυσκολίες των ΔΑΕ είναι η δυσκολία στην αντίληψη της ομιλίας σε περιβάλλον θορύβου. Ο,τιδήποτε συμβάλλει στην ενδυνάμωση της γλωσσικής και μεταγλωσσικής ικανότητας μέσω της επίδρασης των εγκεφαλικών κέντρων στην αποκωδικοποίηση της ομιλίας, πιθανώς θα έχει σημαντική επίδραση στην καθημερινή λειτουργικότητα των παιδιών σε περιβάλλοντα επικοινωνίας, μάθησης και ακρόασης.

Για κάποια παιδιά η εκπαίδευση στους κανόνες της γλώσσας μπορεί να είναι απαραίτητη. Τα παιδιά μπορεί να επωφεληθούν από την εκπαίδευση στην χρήση λέξεων «κλειδιών» που τους βοηθούν να κατανοήσουν τη σειρά ή τα βήματα ενός καθήκοντος (π.χ. πρώτο, τελευταίο, επόμενο, μετά), όρους εναλλαγής (αλλά, εντούτοις, πάραυτα) και άλλους όρους οι οποίοι βάζουν σχέσεις ανάμεσα σε μέρη του μηνύματος.

Αναφερόμαστε σε αυτούς τους τύπους των γλωσσικών προτύπων που ενώνουν μέρη ενός πολύπλοκου μηνύματος ως «συνδετικά στοιχεία». Τέτοια γλωσσικά πρότυπα περιλαμβάνουν αλλά δεν περιορίζονται σε αναφορές (αντωνυμίες) συνδετικά (και) και αιτιατικά (επειδή). Όταν τα παιδιά αρχίζουν να αναγνωρίζουν και να ερμηνεύουν αυτούς τους όρους, τότε γίνονται πιο ικανά να διαχωρίσουν ανεξάρτητα τα μηνύματα σε μικρότερες γλωσσικές ενότητες, χωρίς να χρειάζεται να απευθυνθούν στον δάσκαλο για να διευκολύνει την επικοινωνία.

Επίσης, θα βοηθηθούν σίγουρα με την εισαγωγή νοηματικών σχημάτων. Οι γλωσσικοί δείκτες που συζητήθηκαν παραπάνω βοηθούν στην οργάνωση της πληροφορίας και στην πρόβλεψη σχέσεων ανάμεσα στα στοιχεία του μηνύματος. Με αυτόν τον τρόπο παρέχουν στους ακροατές τη δυνατότητα να περιορίσουν τη λίστα των πιθανοτήτων και να σχηματίσουν προβλέψεις πάνω στην βάση των προσδοκιών. Για παράδειγμα, αν ο ομιλητής λέει κατά την διάρκεια μιας ομιλίας, «Η πρώτη επισήμανση που θα ήθελα να κάνω..», τότε αυτό σημαίνει ότι τουλάχιστον ένα ή περισσότερα στοιχεία θα ακολουθήσουν. Όταν ο ομιλητής λέει, « Σε συμπέρασμα..», τότε σημαίνει ότι θα ακολουθήσει ένα συνδετικό νόημα, το οποίο συμπυκνώνει όλα τα προηγούμενα σε ένα μήνυμα. «Εντούτοις» σημαίνει ότι μια εξαίρεση πρόκειται να ειπωθεί. Η επικέντρωση σε αυτές τις λέξεις θα βοηθήσει τα παιδιά στην οργάνωση και κατανόηση πολύπλοκων μηνυμάτων.

Ένας επιπρόσθετος τύπος των νοηματικών σχημάτων είναι η χρήση των σχημάτων περιεχομένου. Είναι κομμάτια βασισμένα στο περιεχόμενο και στην εμπειρία που βοηθούν στην ερμηνεία των μηνυμάτων. Για παράδειγμα, όταν μπαίνουμε σε ένα εστιατόριο, ο σερβιτόρος θα μπορούσε να πει, «Πόσοι είστε παρακαλώ;» ή «Έχετε κράτηση;». Αυτά θα είναι μέσα στις προσδοκίες μας. Αν όμως μας έλεγε, «Θέλω να πάω στο θέατρο», αυτό θα μας έκανε να πιστέψουμε ότι δεν ακούσαμε καλά γιατί είναι κάτι που δεν περιμένουμε. Έτσι, θα ζητούσαμε μια επανάληψη του μηνύματος.

Τα νοηματικά σχήματα μας επιτρέπουν να προβλέψουμε την πιθανότητα ότι συγκεκριμένοι τύποι μηνυμάτων θα εμφανιστούν και αυτό μας βοηθά στο να καταλάβουμε το νόημα όταν χάνουμε τμήματα (κομμάτια) της ομιλίας. Επίσης, μας επιτρέπει να βγάζουμε συμπεράσματα για τον ομιλητή και την κατάσταση. Στο παράδειγμα που αναφέρθηκε παραπάνω ο σερβιτόρος που θα μας έλεγε, την ώρα που μπαίνουμε στο εστιατόριο, «θέλω να πάω στο θέατρο» θα μας οδηγούσε να σκεφτούμε για την νοητική και ψυχική του κατάσταση, κάτι που δεν θα συνέβαινε αν είχε πει αυτήν την πρόταση στα πλαίσια μιας παρέας της οποίας θα ήταν μέλος. Εξαιτίας της ειδικής φύσης των ΔΑΕ, κάποια από τα παιδιά μπορεί να έχουν έλλειψη των ικανοτήτων που επιτρέπουν την εφαρμογή αυτών των γενικών επανορθωτικών τεχνικών.

Φτωχό λεξιλόγιο που είναι κοινό εύρημα σε αυτά τα παιδιά μπορεί να επιβαρύνει ακόμα περισσότερο την προσπάθεια. Επιπρόσθετα, μέχρι να μπορούν να γεμίσουν τα κενά του μηνύματος, υπάρχει μικρή ανάγκη για μεταμνημονικές τεχνικές, γιατί ακόμα δεν είναι ακριβές τι είναι αυτό που θα πρέπει να θυμηθούν.

2. Μεταγνωστικές στρατηγικές

Οι μεταγνωστικές στρατηγικές επικεντρώνουν στην απορρύθμιση της συμπεριφοράς και απαιτούν γνωσιοκατευθυνόμενη ανάπτυξη συγκεκριμένων στόχων.

Οι αρχές της ενεργητικής ακρόασης μπορούν να θεωρηθούν μεταγνωστική στρατηγική. Μια εξαιρετικά χρήσιμη μεταγνωστική στρατηγική για παιδιά με ΔΑΕ είναι να δίνουν οδηγίες στον εαυτό τους και να πραγματοποιούν βήμα προς βήμα επανάληψη. Αυτό ξεκινά με τον κλινικό ή τον δάσκαλο να διδάσκει και ταυτόχρονα να εκφωνεί τα βήματα της διαδικασίας, όπως αυτά συμβαίνουν. Στη συνέχεια εκφωνεί τα βήματα, ενώ τα παιδιά τα εκτελούν και στο τέλος, τα παιδιά τα εκφωνούν, ενώ ταυτόχρονα εφαρμόζουν τα βήματα στην πράξη. Στην αρχή οι οδηγίες εκφωνούνται δυνατά, στη συνέχεια ψιθυρίζοντας και στο τέλος σιωπηλά. Με αυτόν τον τρόπο τα παιδιά μαθαίνουν να εξασκούν τους εαυτούς τους σε ακουστικές μαθησιακές συνθήκες.

Ένα αναπόσπαστο στοιχείο της εκτέλεσης καθήκοντος και επιτυχίας είναι η απορρύθμιση και η επίλυση προβλημάτων. Τα παιδιά με ΔΑΕ πρέπει να διδαχτούν να προσεγγίζουν δύσκολες ακουστικές-μαθησιακές συνθήκες και να εφαρμόζουν στρατηγικές για να τις αποφύγουν ή να βοηθηθούν από αυτές.

Η απορρύθμιση και η επίλυση προβλημάτων απαιτούν:

- Κατανόηση της φύσης του προβλήματος (αδυναμία να ακούσω καθαρά, αδυναμία κατανόησης των προφορικών οδηγιών).
- Διάκριση πιθανών αιτιών για το πρόβλημα (ανταγωνιστική σχέση ομιλίας προς θόρυβο λόγω εξωτερικής πηγής θορύβου, μη ολοκληρωμένη πληροφορία).
- Την ύπαρξη πιθανής λύσης (μετακίνηση σε μια νέα θέση, την απαίτηση για επανάληψη ή ξεκαθάρισμα των οδηγιών).
- Εφαρμογή της αρμόζουσας λύσης.

- Αξιολόγηση της αποτελεσματικότητας της λύσης.
- Θετική ενίσχυση αν η λύση ήταν επιτυχής.
- Επαναπροσδιορισμός αν η λύση δεν απέδωσε.

Αυτά τα βήματα πραγματοποιούνται όταν το πρόβλημα αρχίσει να ανα-δύεται ή πριν από δύσκολες ακουστικές συνθήκες. Επιβοηθητικός είναι και ο ρόλος της αυτοκριτικής μετά το γεγονός κατά την διάρκεια του οποίου τα παιδιά μπορεί και να γράφουν σε ένα ημερολόγιο που κρατούν για τον σκο-πό αυτό. Η ανασκόπηση των χαρακτηριστικών του επικοινωνιακού προ-βλήματος και η αποτελεσματικότητα της λύσης μπορεί να βοηθήσει στον σχεδιασμό μελλοντικών επικοινωνιακών δυσκολιών.

Β. Στρατηγικές μάθησης

1. Μεταμνημονικές στρατηγικές

Μια περιοχή ικανοτήτων που αφορά ειδικά παιδιά με προβλήματα στην μνήμη είναι οι μεταμνημονικές στρατηγικές. Πολλά παιδιά με ΔΑΕ ξοδεύ-ουν τόση ενέργεια στην προσπάθεια κατανόησης αυτών που τους λένε, που τους μένει ελάχιστη για να θυμούνται. Αυτά τα παιδιά εμφανίζουν δευτε-ροπαθή προβλήματα ακουστικής μνήμης και οποιαδήποτε παρέμβαση με σκοπό την βελτίωση της μνήμης θα τα βοηθήσει σημαντικά.

Οι μεταμνημονικές στρατηγικές περιλαμβάνουν τεχνικές, όπως το σπάσιμο του μηνύματος σε μικρότερα νοηματικά κομμάτια και η ομα-δοποίηση όμοιων στοιχείων μαζί και με την χρησιμοποίηση αναλογιών ή ακρωνυμίων.

Μία άλλη μεταμνημονική στρατηγική είναι αυτή της αναπαράστα-σης. Σε αυτή την στρατηγική, τα παιδιά αποτυπώνουν την κεντρική ιδέα του μηνύματος σε μια οπτική εικόνα, σε ένα μπλοκ ζωγραφικής και για αυτό το καθήκον υπάρχει περιορισμένος χρόνος.

Χρήσιμη τεχνική ενίσχυσης της μνήμης είναι ο συνδυασμός των βημάτων του καθήκοντος με μουσική ή κίνηση (ειδικά για νέα άτομα). Συνήθως θυμόμαστε περισσότερο όταν η πληροφορία συνδυάζεται με ένα μουσικό τόνο ή με μια κίνηση. Επιπρόσθετα, η εκφώνηση ουσιαστικά απαιτεί από τα παιδιά την επανάληψη του μηνύματος. Με αυτόν τον τρόπο συμβάλλει στην ενδυνάμωση της μνήμης. Μεταγνωστικές στρατηγικές που περιλαμβάνουν και μεταμνημονικές μπορούν να βοηθήσουν παιδιά στο σχεδιασμό, στην ενθύμηση και στην εκτέλεση καθηκόντων με λεκτικό αποτέλεσμα.

2. Ενεργητική Ακρόαση

Ενεργητική ακρόαση σημαίνει ότι γίνεσαι ενεργός στην ακρόαση και μάθηση, κάνοντας επιπλέον βήματα για να διορθώσεις πιθανά στραβοπατήματα στο περιβάλλον της επικοινωνίας. Αναλαμβάνουμε την ευθύνη για την επιτυχία ή αποτυχία της ακρόασης αναγνωρίζοντας ότι τα στοιχεία του περιβάλλοντος της ακρόασης και μάθησης είναι, τουλάχιστον εν μέρει, κάτω από τον έλεγχό μας. Επιπρόσθετα, η ενεργητική ακρόαση απαιτεί τη χρήση φυσικής προσπάθειας για να επιτευχθεί η πρόσβαση στο μήνυμα.

Εκπαιδεύουμε τα παιδιά σε συνειδητή προσπάθεια και σκληρή δουλειά. Το πρώτο βήμα σε αυτή την προσέγγιση είναι να μάθουν να συμπεριφέρονται στις ακουστικές αποτυχίες σαν σε παράγοντες που είναι κάτω από τον έλεγχό τους. Αυτή η τεχνική απαιτεί τα παιδιά να αναγνωρίζουν ότι μία ακουστική ή επικοινωνιακή αποτυχία οφείλεται, τουλάχιστον σε ένα μέρος, σε μη επαρκή προσπάθεια. Αναγνωρίζεται στα παιδιά και η προηγούμενη προσπάθεια αλλά και αυτή που χρειάζεται να καταβληθεί στο μέλλον. Τα παιδιά μαθαίνουν να μην αποδίδουν κάθε επικοινωνιακή αποτυχία στην διαταραχή τους και αντίθετα, μαθαίνουν να δουλεύουν περισσότερο προκειμένου να ξεπεράσουν τα όρια που θέτουν αυτές οι διαταραχές.

Τα παιδιά διδάσκονται ειδικές στρατηγικές, πολλές από τις οποίες είναι εντελώς φυσικές και πολύ εύκολο να μαθευτούν και να εφαρμοστούν σε κάθε επικοινωνιακό πλαίσιο. Αυτές τις τεχνικές τις χαρακτηρίζουμε ως «*τεχνικές ακούσματος με όλο το σώμα*» και περιλαμβάνουν:

- Τοποθέτηση του σώματος σε στάση εγρήγορσης ισιώνοντας την σπονδυλική στήλη.
- Στροφή του πάνω μέρος του σώματος και του κεφαλιού προς τον ομιλητή.
- Σταθεροποίηση των ματιών στον ομιλητή.
- Αποφυγή δραστηριοτήτων που μπορούν να αποσπάσουν την προσοχή από τον ομιλητή, όπως υπερβολική δραστηριότητα ή στριφογύρισμα.

Επιπρόσθετα, τα παιδιά ενθαρρύνονται να θυμούνται και να χρησιμοποιούν αυτές τις τεχνικές σε κάθε περίπτωση που αντιληφθούν ότι η προσοχή τους αποσπάσθηκε.

Αν και πρόκειται για κυρίως εξωτερικές, φυσικές συμπεριφορές τα παιδιά ανακαλύπτουν σύντομα ότι είναι δύσκολο να μην παρακολουθήσουν τον ομιλητή όταν τα σώματά τους είναι ενεργά τοποθετημένα με τέτοιο τρόπο. Σαν αποτέλεσμα, αυτές οι εύκολα να εφαρμοστούν τεχνικές, παρέχουν ένα σταθερό σημείο έναρξης της μάθησης της ενεργητικής ακρόασης.

Στόχος είναι τα παιδιά να μάθουν να αναλύουν τα περιβάλλοντα μέσα στα οποία μαθαίνουν και ακούνε και να παίρνουν ενεργητικά βήματα για να διορθώσουν τα εμπόδια προς την επιτυχία τους αντί να περιμένουν τους άλλους να δράσουν για αυτά. Αυτό απαιτεί την αναγνώριση και αντιμετώπιση ανταγωνιστικών ακουστικών συνθηκών. Για παράδειγμα, αν ένα παιδί έχει δυσκολία να ακούσει τον δάσκαλο στην τάξη, μπορεί να υπάρχει μια εξωτερική πηγή θορύβου κοντά του ή κάποιος μαθητής που ψιθυρίζει ή παίζει με χαρτιά. Το παιδί πρέπει να αναγνωρίσει την πηγή του θορύβου ανεξάρτητα και μετά να αποφασίσει πώς να διορθώσει το πρόβλημα (να ζητήσει να μετακινηθεί σε άλλη θέση μέσα στην τάξη ή από τον μαθητή να σταματήσει).

Οι αρχές της ενεργητικής ακρόασης είναι σημαντικές για κάθε παιδί με ΔΑΕ, ειδικά όμως για αυτά που παρουσιάζουν δευτεροπαθείς διαταραχές κινήτρου. Ωστόσο, ανάλογα με τη φύση της ακουστικής διαταραχής που υποκρύπτεται δίνεται έμφαση σε διαφορετικά χαρακτηριστικά της ενεργητικής ακρόασης. Για παράδειγμα, παιδιά με έλλειμμα αποκωδικοποίησης (υποκατηγορία ΔΑΕ με προβλήματα στη διάκριση συμφώνων) θα επωφεληθούν σημαντικά από τεχνικές ακούσματος με όλο το σώμα, οι οποίες επιπλέον δίνουν έμφαση και στην χειλεοανάγνωση σαν οπτικό στοιχείο του ακουστικού μηνύματος. Παιδιά με προσωδιακή διαταραχή μπορούν επίσης να επωφεληθούν από αυτές τις τεχνικές, αλλά είναι σίγουρο ότι θα έχουν μεγαλύτερη επιτυχία αν δώσουν ιδιαίτερη προσοχή στην μη λεκτική γλώσσα του σώματος, την έκφραση του προσώπου, δηλαδή στοιχεία που εμπεριέχουν επιπρόσθετες πληροφορίες για τον επικοινωνιακό σκοπό του ομιλητή. Παιδιά με έλλειμμα σύντηξης ή συνδυασμού (συγκερασμός των ακουστικών πληροφοριών από διαφορετικές ηχητικές πηγές) μπορεί να βοηθηθούν περισσότερο αν χρησιμοποιηθούν μικρότερες γλωσσικές ενότητες ή παραφράζοντας τις οδηγίες και ελέγχοντας με τον δάσκαλο για την ορθότητά τους. Επίσης, μπορεί να είναι καλύτερα να κλείνουν τα μάτια τους και να επικεντρώνονται στην φωνή του ομιλητή.

Τελικά, η απόφαση για το ποια θα είναι η τεχνική και η στρατηγική της ενεργητικής ακρόασης που θα ακολουθηθεί, εξαρτάται από τις συγκεκριμένες δυσκολίες που παρουσιάζει το κάθε άτομο και άρα εξατομικεύεται.

Γ. Ειδική αντιμετώπιση

Το είδος αυτό της αντιμετώπισης στηρίζεται συγκεκριμένα στην προσπάθεια «επιδιόρθωσης» του ελλείμματος ως προς την ακουστική επεξεργασία που παρουσιάζει το παιδί με ΔΑΕ, είτε μέσω της πλαστικότητας του ακουστικού συστήματος και του εγκεφάλου, είτε μέσω της διοχέτευσης στο παιδί ενός πιο «καθαρού» σήματος ομιλίας μέσω ενίσχυσης του, είτε τέλος μέσω της αποφυγής συγκεκριμένων δύσκολων ακουστικών συνθηκών. Με όλους αυτούς τους τρόπους βελτιώνεται η επεξεργασία των ακουστικών πληροφοριών και κατά συνέπεια η πρόσληψη και αντίληψή τους.

1. Ακουστική Εκπαίδευση

Το είδος αυτό αντιμετώπισης στηρίζεται στην πλαστικότητα του ακουστικού συστήματος και του εγκεφάλου. Η προσπάθεια του παιδιού να «ακούσει» και να κατανοήσει ερεθίσματα σε δύσκολες ακουστικές συνθήκες με συγκεκριμένο τρόπο και ρυθμό, οδηγεί σε βελτίωση των ικανοτήτων της ακουστικής επεξεργασίας του. Η εκπαίδευση αυτή μπορεί να γίνει με απλούς ήχους και τη διάκριση αυτών με βάση τα χαρακτηριστικά τους, όπως είναι η συχνότητα (αν ένας ήχος είναι χοντρός ή λεπτός), η διάρκεια (μικρός ή μεγάλος) ή με ομιλητικά ερεθίσματα σε διάφορες ακουστικές συνθήκες, από τις πιο εύκολες (σε ησυχία) μέχρι τις πιο δύσκολες (ο θόρυβος είναι πολύ μεγαλύτερος σε ένταση από την ομιλία). Επιπλέον, είναι δυνατή η εκπαίδευση του ακουστικού συστήματος συνολικά ως προς την ταχύτητα χρονικής επεξεργασίας, π.χ. αν διακρίνει κάποιος και πόσο εύκολα την ύπαρξη δύο απλών ήχων όταν αυτοί διαφέρουν ελάχιστα μεταξύ τους (2-40 χιλιοστά του δευτερολέπτου). Αυτό το τελευταίο έχει σημασία όταν ένα παιδί καλείται να αναγνωρίσει σύμφωνα μέσα στην ρέουσα καθημερινή ομιλία, καθώς η χρονική διάρκεια κάθε συμφώνου δεν ξεπερνά κατά μέσο όρο τα 40 χιλιοστά του δευτερολέπτου. Η εκπαίδευση μπορεί να περιλαμβάνει και τη διχωτική ακοή, όπου το παιδί εκπαιδεύεται στην ικανότητα πρόσληψης διαφορετικών πληροφοριών από τα δύο αυτιά, όταν αυτές δίνονται ταυτόχρονα. Σε διεθνές επίπεδο, η τάση είναι να χρησιμοποιούνται εφαρμογές σε υπολογιστή με την χρήση οπτικοακουστικών ερεθισμάτων, με πληθώρα παιχνιδιών (ασκήσεων) για τα παιδιά με διάγνωση ΔΑΕ. Σε πολλές περιπτώσεις, οι ίδιες εφαρμογές χρησιμοποιούνται και για παιδιά με δυσλεξία, ειδική γλωσσική διαταραχή και άλλες αναπτυξιακές και γλωσσικές διαταραχές. Στη χώρα μας, εφαρμόστηκε με επιτυχία η χρήση εξατομικευμένων ασκήσεων για κάθε παιδί με διάγνωση ΔΑΕ με βάση τα συγκεκριμένα ελλείμματα που αυτό παρουσιάζει. Η συγκεκριμένη ακουστική εκπαίδευση δεν περιλαμβάνει οπτικά ερεθίσματα και στόχο έχει να δώσει τον χρόνο στο παιδί να εκτεθεί και να εκπαιδευτεί αποκλειστικά στα ερεθίσματα και τις συνθήκες στα οποία έχει απόκλιση από το φυσιολογικό με βάση την ηλικία του. Οι ασκήσεις αυτές ενσωματώνονται στις συνεδρίες λογοθεραπείας ή πραγματοποιούνται από ειδικό παιδαγωγό. Βασική προϋπόθεση είναι η εκπαίδευση λογοθεραπευτών και ειδικών παιδαγωγών τόσο στην φύση των ΔΑΕ, όσο και στις μεθόδους αντιμετώπισης με έμφαση στην εξατομικευμένη ακουστική εκπαίδευση. Για λεπτομέρειες και ενημέρωση ως προς τη θεματολογία των σεμιναρίων αυτών βλέπε www.apdseminars.gr και http://www.scoop.it/t/apdseminars.

2. Ενίσχυση του ηχητικού σήματος

Η ενίσχυση του ηχητικού σήματος μπορεί να γίνει με εξειδικευμένα συστήματα, γνωστά ως FM συστήματα. Η αντιμετώπιση αυτή προσφέρει στο παιδί τη βέλτιστη ποιότητα ήχου με ταυτόχρονη ελάττωση του θορύβου που υπάρχει σε μια σχολική αίθουσα. Για τη χρήση του συστήματος θα πρέπει να εκπαιδευτεί τόσο το παιδί όσο και ο εκπαιδευτικός. Δυστυχώς, με τον τρόπο αυτό γίνεται εμφανής η διαταραχή του παιδιού καθώς ξεχωρίζει από τα υπόλοιπα παιδιά. Η διεθνής πρακτική επιτρέπει τη δοκιμαστική χρήση του συγκεκριμένου τύπου FM συστήματος για διάστημα μερικών μηνών προκειμένου να διαπιστωθεί η χρησιμότητα του συστήματος στο συγκεκριμένο παιδί. Η μη ύπαρξη αυτής της δυνατότητας στη χώρα μας καθώς και η υψηλή τιμή του δεν επιτρέπουν προς το παρόν την εφαρμογή της μεθόδου στην Ελλάδα.

3. Τροποποίηση των ακουστικών συνθηκών

Σε πολλές περιπτώσεις όταν το παιδί γνωρίζει την ύπαρξη μιας συγκεκριμένης δυσκολίας του, μπορεί ανάλογα με την ηλικία του να τροποποιήσει τη συμπεριφορά του προκειμένου να δυσκολεύεται λιγότερο. Για παράδειγμα, ένα παιδί που γνωρίζει ότι δυσκολεύεται να ακούσει καλά στο θόρυβο, είναι πιο πιθανό να αποφύγει να καθίσει δίπλα σε ένα ανοιχτό παράθυρο (όπου οι ήχοι από την αυλή ή τον δρόμο θα είναι πιο έντονοι), σε έναν υπολογιστή, σε έναν προβολέα διαφανειών ή σε ένα κλιματιστικό μηχάνημα. Το παιδί με ΔΑΕ επομένως θα πρέπει να εκπαιδευτεί να αποφεύγει όσο το δυνατόν τις πηγές ήχου που θα το δυσκολέψουν να ακούσει την ώρα του μαθήματος. Με τον τρόπο αυτό μειώνουμε και το άγχος της αποτυχίας, καθώς βελτιώνοντας, κατά το δυνατόν, τις ακουστικές συνθήκες, βελτιώνει και την ικανότητά του τη δεδομένη χρονική στιγμή για ακουστική επεξεργασία της ομιλίας.

Ερωτήσεις για περαιτέρω κατανόηση

1. Αναφέρετε επιγραμματικά τις κατηγορίες στρατηγικών για την αντιμετώπιση των ΔΑΕ.

2. Περιγράψτε τη δευτερογενή διαταραχή κινήτρου σε παιδιά με ΔΑΕ. Ποιος παράγοντας μπορεί να την επιδεινώσει;

3. Πώς θα καθοδηγούσατε ένα παιδί με ΔΑΕ στην αναγνώριση γλωσσικών δεικτών;

4. Ποια είναι η σημασία των νοηματικών σχημάτων περιεχομένου για την ορθή κατανόηση του επικοινωνιακού μηνύματος;

5. Πώς μπορείτε να καθοδηγήσετε ένα παιδί στη μεταγνωστική στρατηγική «βήμα προς βήμα επανάληψη»;

6. Ποιος είναι ο ρόλος της αυτοκριτικής στις μεταγνωστικές στρατηγικές αντιμετώπισης των ΔΑΕ;

7. Αναφέρετε ορισμένες από τις μεταμνημονικές στρατηγικές αντιμετώπισης των ΔΑΕ.

8. Περιγράψτε τις «τεχνικές ακούσματος με όλο το σώμα». Πώς θα τις διδάσκατε σε ένα παιδί με ΔΑΕ;

9. Ποιος είναι ο στόχος των γενικών στρατηγικών αντιμετώπισης των ΔΑΕ;

10. Ποιοι είναι οι τρεις άξονες της ειδικής αντιμετώπισης των ΔΑΕ;

11. Πού στηρίζονται οι ειδικές ασκήσεις ακουστικής εκπαίδευσης; Πώς διαφοροποιούνται ανάλογα με το έλλειμμα της ακουστικής επεξεργασίας;

12. Πώς μπορούμε με τη σύγχρονη τεχνολογία να ενισχύσουμε το ακουστικό σήμα; Ποιες είναι οι δυσκολίες εφαρμογής της;

13. Ποιες συμβουλές θα δίνατε σε ένα παιδί με ΔΑΕ ώστε να τροποποιήσει τις ακουστικές συνθήκες στις οποίες εκπαιδεύεται;

Βιβλιογραφία

Alcantara, J. I., L., Moore, B. J. C. and Bolton, P. F. (2004). Speech–in–noiseperception in high-functioning individuals with autism or Asperger's syndrome. *Journal of Child Psychology and Psychiatry*, 45, 1107-1114.

Alcantara, J. I., Cope, T. E., Cope, W. and Weisblatt, E. J. (2012). Auditory temporal-envelope processing in high-functioning children with autism spectrum disorder. Neuropsychologia, 50 (7), 1235-1251.

American Academy of Audiology (2010) Diagnosis, treatment and management of children and adults with central auditory processing disorder. Retrieved from www.audiology.org/resources/documentlibrary/Documents/CAPD%20 Guidelines%208-2010.pdf

British Society of Audiology (2011) *Position statement: Auditory processing disorder (APD).* Retrieved from www.thebsa.org.uk/images/stories/docs/BSA_APD_ PositionPaper_31March11_FINAL.pdf.

American Psychiatric Association (APA), (2000). *Diagnostic and Statistical Manual of Mental Disorders*, 4th revdedn (Washington, DC: American Psychiatric Association).

American Psychiatric Association (2013), *Diagnostic and statistical manual of mental disorders*, (5th ed.). Arlington, VA: American Psychiatric Publishing.

American Speech-Language-Hearing Association (1996). Central auditory processing: Current status of research and implications for clinical practice [Technical Report]. *American Journal of Audiology*, 5 (2), 41-54.

American Speech-Language-Hearing Association (2005b).(Central) auditory processing disorders [Technical Report]. Retrieved from http:www.asha.org/docs/html/TR2005-00043.html.

Bamiou DE & Iliadou V. (2014) Chapter 16. *Assessment of Individuals Suspected or Diagnosed With Central Auditory Processing Disorder: A Medical Perspective Doris-Eva Bamiou & Vivian Iliadou in Musiek F & Chermak G (2014) Handbook of Central Auditory Processing Disorder 2 volumes Plural Publishing Inc*, San Diego IBAN: 978-1-59756-056-6.

Bamiou, D., Musiek, F. E., &Luxon, L. M. (2001). *Etiology and clinical presentations of auditory processing disorders-A review. Archives of Disease in Childhood*, 85 (5), 361-365.

Bamiou, D.E, Musiek, F. E., & Luxon, L. M. (2003). *The insula (island of reil) and its role in auditory processing: Literature review. Brain Research Reviews*, 42 (2), 143-154.

Bamiou, D.E, Sisodiya, S., Musiek, F. E., & Luxon, L. M. (2007). *The role of the interhemispheric pathway in hearing. Brain Research Reviews*, 56 (1), 170-182.

Bamiou, D.E, Campbell, N., & Sirimanna, T. (2006). *Management of auditory processing disorders. Audiological Medicine*, 4 (1), 46-56.

Banai, K. & Ahissar, M. (2013) Musical Experience, *Auditory Perception and Reading-Related Skills in Children*, PLoS ONE, 8, 9,1-11.

Banai, K., Fisher, S. & Ganot, R. (2012) *The effects of context and musical training on auditory temporal-interval discrimination*, Hear Res, 284,1-2,59-66.

Banai, K. & Yuval-Weiss, N. (2013) *Prolonged development of auditory skills: A role for perceptual anchoring?*, Cognitive Dev, 28, 3,300-311.

Bao, Y., Szymaszek, A., Wang, X., Oron, A., Pöppel, E. & Szelag, E. (2013) Temporal order perception of auditory stimuli is selectively modified by tonal and non-tonal language environments, *Cognition*, 129, 3, 579-585.

Boets, B., Wouters, J., Van Wieringen, A. & Ghesquière, P. (2006) Auditory temporal information processing in preschool children at family risk for dyslexia: Relations with phonological abilities and developing literacy skills, *Brain lang*, 97,1,64-79.

Bellis, T.G. *Understanding Auditory Processing Disorders in Children.* Retrieved from www.asha.org/public/hearing/disorders/understand-apd-child.html.

British Society of Audiology (BSA) (2011). *Practice Guidance, An overview of current management of auditory processing disorder (APD).* Retrieved from http://eprints.soton.ac.uk/338016/1/BSA_APD_Practice_Guidance_2011.pdf.

Chermak, G. D., Somers, E., and Seikel, J.A. (1998).*Behavioral Signs of Central Auditory Processing Disorder and Attention Deficit Hyperactivity Disorder.* J Am AcadAudiol, 9, 78-84.

Chermak, G. D., Hall, J., and Musiek, F. (1999). *Differential Diagnosis and Management of Central Auditory Processing Disorder and Attention Deficit Hyperactivity Disorder.* J Am AcadAudiol, 10, 289-303.

Chermak G.D, & Lee J. (2005) *Comparison of children's performance on four tests of temporal resolution.* J Am Acad Audiology 16 (8), 554-563.

Musiek F & Chermak G (2014) *Handbook of Central Auditory Processing Disorder* 2 volumes Plural Publishing Inc, San Diego IBAN: 978-1-59756-056-6.

Chermak, G. D., Tucker, E. and Seikel, J. A., (2002). Behavioural characteristics of auditory processing disorder and attention-deficit hyperactivity disorder: predominantly inattentive type. *Journal of the American Academy of Audiology,* 13, 332-338.

Dawes P, and Bishop, D. (2009). *Auditory processing disorder in relation to developmental disorders of language, communication and attention: A review and critique research report. International Journal of Language and Communication Disorders,* 44 (4), 440-465.

Dawes P, Bishop DVM. (2010) *Psychometric profile of children with auditory processing disorder and children with dyslexia.* Arch Dis Child; 95: 432-36.

Griffiths, T. D., & Warren, J. D. (2004). What is an auditory object? *Nature Reviews Neuroscience,* 5(11), 887-892.

Griffiths, T. D., & Warren, J. D. (2002). *The planum temporale as a computational hub. Trends in Neurosciences,* 25 (7), 348-353.

Grube, M., Cooper, F. E., & Griffiths, T. D. (2013). Auditory temporal-regularity processing correlates with language and literacy skill in early adulthood. *Cognitive Neuroscience,* 4,3-4,225-230.

Grube, M., Kumar, S., Cooper, F. E., Turton, S., & Griffiths, T. D. (2012). *Auditory sequence analysis and phonological skill. Proceedings of the Royal Society B: Biological Sciences,* 279 (1746), 4496-4504.

Ελληνική Εταιρεία Μελέτης ΔΕΠ-Υ (ΕΕΜΔΕΠ-Υ). Retrieved from Retrieved from www.adhd.gr.

Florida Department of Education, Technical Assistance Paper, 10967, (2001). *Auditory Processing Disorders.* Retrieved from http://www.aitinstitute.org/CAPD_technical_assistance_paper.pdf.

Frith, U. (2003). *Autism: Explaining the Enigma* (Oxford: Blackwell).

Iliadou, V. M. (2011). Auditory processing disorder. *Current Pediatric Reviews,* 7 (3), 212-213.

Iliadou V, Fourakis M, Vakalos A, Hawks JW, Kaprinis G. (2006) *Bisyllabic, modern Greek word lists for use in word recognition tests.* Int J Audiol 45: 74–82.

Iliadou V, Bamiou DE, Kaprinis S, Kandylis D, Kaprinis G. (2009) *Auditory processing disorders in children suspected of learning disabilities– A need for screening?* Int J Ped Otorhinolaryngol 73:1029-34.

Iliadou V, Kaprinis S, Kandylis D, Kaprinis GS. (2010) *Hemispheric laterality assessment with dichotic digits testing in dyslexia and auditory processing disorder.* Int J Audiol 49 (3): 247-252.

Iliadou VV, Bamiou DE, Chermak GD, Nimatoudis I. (2014) *Comparison of two tests of auditory temporal resolution in children with central auditory processing disorder, adults with psychosis,*

and adult professional musicians. Int J Audiol. 2014 May 6.
[Epub ahead of print] PMID: 24801531.

Iliadou VV, Apalla K, Kaprinis S, Nimatoudis I, Kaprinis G, Iacov-
ides A.

Is central auditory processing disorder present in psychosis? Am J
Audiol. 2013 Dec;22(2):201-8. doi: 10.1044/1059-
0889(2013/12-0073). PMID: 23824433.

Iliadou V, Bamiou DE. *Psychometric evaluation of children with au-
ditory processing disorder (APD): comparison with nor-
mal-hearing and clinical non-APD groups.* J Speech Lang
Hear Res. 2012 Jun;55(3):791-9. doi: 10.1044/1092-
4388(2011/11-0035). Epub 2012 Jan 9. PMID:
22232399.

Iliadou V, Bamiou DE, Kaprinis S, Kandylis D, Vlaikidis N, Apalla
K, Psifidis A, Psillas G, St Kaprinis G., *Auditory processing
disorder and brain pathology in a preterm child with learning
disabilities.* J Am Acad Audiol. 2008 Jul-Aug; 19 (7):557-
63. PMID: 19248732.

Iakovides SA, Iliadou VT, Bizeli VT, Kaprinis SG, Fountoulakis KN,
Kaprinis GS., *Psychophysiology and psychoacoustics of mu-
sic: Perception of complex sound in normal subjects and psy-
chiatric patients.* Ann Gen Hosp Psychiatry. 2004 Mar 29;
3(1):6. PMID: 15050030.

Iliadou V, Kaprinis S., *Clinical psychoacoustics in Alzheimer's disease
central auditory processing disorders and speech deteriora-
tion.* Ann Gen Hosp Psychiatry. 2003 Dec 22; 2(1):12.
PMID: 14690547.

Iliadou V, Iakovides S., *Contribution of psychoacoustics and neuroaudi-
ology in revealing correlation of mental disorders with central*

auditory processing disorders. Ann Gen Hosp Psychiatry. 2003 May 20; 2(1):5. PMID: 12793908.

International Dyslexia Association (2000). *ABCs of dyslexia: Facts about dyslexia.* Retrieved from www.inerdys.org/abc-sofdyslexia/page4.asp.

Jerger, J., &Musiek, F. (2000). Report of the consensus conference on the diagnosis of auditory processing disorders in school-aged children. *Journal of the American Academy of Audiology*, 11(9), 467-474.

Leonard, L. B. (1998). *Children with specific language impairment.* Cambridge, MA: M.I.T. Press.

Loo, J. H. J., Bamiou, D. -., Campbell, N., & Luxon, L. M. (2010). Computer-based auditory training (CBAT): Benefits for children with language- and reading-related learning difficulties. *Developmental Medicine and Child Neurology*, 52 (8), 708-717.

Minnesota Department of Education, Division of Special Education, (2003). *Introduction to Auditory Processing Disorders.* Retrieved from http://www.asec.net/Archives/APD.pdf.

Moncrieff, D. (2002). *Auditory Processing Disorders and Dyslexic Children.* Retrieved from http://www.audiologyonline.com/articles/auditory-processing-disorders-and-dyslexic-6833-6833.

Moore, D. R., Ferguson, M. A., Halliday, L. F., & Riley, A. (2008). Frequency discrimination in children: Perception, learning and attention. *Hear Res*, 238 (1-2), 147-154.

Moncrieff, D.W. (2011) Dichotic listening in children: Age-related changes in direction and magnitude of ear advantage, *Brain Cognition*, 76, 2, 316-322.

Musiek F, Shinn J, Jirsa B, Bamiou D, Baran J, Zaidan E. (2005) GIN (Gaps-In-Noise) test performance in subjects with confirmed central auditory nervous system involvement. *Ear Hear* 26, 608– 618.

Moore, D. R., Rosen, S., Bamiou, D.-., Campbell, N. G., Sirimanna, T., James Bellis, T., Cameron, S. (2013). Evolving concepts of developmental auditory processing disorder (APD): A british society of audiology APD special interest group 'white paper". *International Journal of Audiology*, 52 (1), 3-13.

National Institute on Deafness and other Communication Disorders (NIDCD) (2004). *Auditory Processing Disorder in Children.* Retrieved from http://www.nidcd.nih.gov/health/ hearing/Pages/auditory.aspx.

National Institute of Neurological Disorders and Stroke (NINDS). *Dyslexia Information page.* Retrieved from www.ninds. gov/disorders/dyslexia/dyslexia.html

Nikolaidou, G. N., Iliadou, V. T., Kaprinis, S. G., Hadjileontiadis, L. J., & Kaprinis, G. S. (2008). *Primary school music education and the effect of auditory processing disorders: Pedagogical/ ICT-based implications. Paper presented at the Proceedings-the 8th IEEE International Conference on Advanced Learning Technologies,* ICALT 2008, 1030-1031.

Nowell, D. (2009). The neuropsychology of ADHD: *Central Auditory Processing Disorder*, Part I. Retrieved from http://www. k12academics.com/artivles/neuropsychology-adhd-central-auditory-processing-disorder-part-i.

Nowell, D. (2009). The neuropsychology of ADHD: *Central Auditory Processing Disorder*, Part II. Retrieved from http:// www.k12academics.com/artivles/neuropsychology-adhd-central-auditory-processing-disorder-part-ii.

Nittrouer S. (1999) Do temporal processing deficits cause phonological processing problems? *J Speech Lang Hear Res* 42, 925–942.

O'Connor, K. (2012). *Auditory processing in autism spectrum disorder: A review. Neuroscience and Behavioral Reviews*, 36 (2), 836-854.

Orton, S. T. (1937). *Reading, writing and speech problems in children.* New York: Norton.

Paul, R. (2008). Auditory Processing Disorder. *J Autism DevDisord*, 38, 208–209.

Otitis media with effusion. (2004). *Pediatrics*, 113 (5 I), 1412-1429.

Parbery-Clark, A., Strait, D. L., Hittner, E., & Kraus, N. (2013). Musical training enhances neural processing of binaural sounds. *J Neuroscience*, 33 (42), 16741-16747.

Ptok, M., Buller, N., Schwemmle, C., Bergmann, C. and Luerssen, K., (2006), *Auditory processing disorder versus attention deficit/ hyperactivity disorder: a dysfunction complex or different entities?* HNO, 54, 405-414.

Picton T. (2013) Hearing in time: Evoked potential studies of temporal processing. *Ear Hearing* 34 (4): 385-401.

Phillips, D. P., Comeau, M., & Andrus, J. N. (2010). Auditory temporal gap detection in children with and without auditory processing disorder. *J Am Acad Audiol*, 21 (6), 404-408.

Phillips DP. (2002) Central auditory system and central auditory processing disorders: some conceptual issues. *Semin Hear* 23, 251–261.

Phillips D. (1999) Auditory gap detection, perceptual channels and temporal resolution in speech perception. *J Am Acad Audiol* 10,343–354.

Riccio, C. A., Hynd, G. W., Cohen, M., Hall, J. W. and Molt, L., (1994). Comorbidity of central auditory processing disorder and attention-deficit hyperactivity disorder. *Journal of the American Academy of Child and Adolescent Psychiatry*, 33, 849-857.

Rosenhall, U., Nordin, V., Sandstrom, M., Ahlsen, G. and Gillberg, C. (1999). Autism and hearing loss. *Journal of Autism and Developmental Disorders*, 29, 349-357.

Sagvolden, T., Johansen, E. B., Aase, H. and Rusell, V. A., (2005). A dynamic developmental theory of attention-deficit/ hyperactivity disorder (ADHD) predominantly hyperactive/ impulsive and combined subtypes. *Behavioral and Brain Sciences*, 28, 397-419.

Sahli, S. (2009). *Review: Auditory Processing Disorder in Children: Definition, Assessment and Management*. Int. Adv. Otol. 2009; 5:(1) 104-115.

Sharma M, Purdy S, Kelly AS. Co-morbidity of auditory processing, language and reading disorders. *J Speech Lang Hear Res* 2009; 52:706-22.

Tallal, P. and Piercy, M., (1973). Deficits of non-verbal auditory perception in children with developmental aphasia. *Nature*, 241, 468-469.

Tzavaras A., Kaprinis G. & Gatzoyas A. 1981. *Literacy and hemispheric specialization for language: digit dichotic listening in illiterates Neuropsychologia*, 19, 565-570.

Veuillet, E., Bouilhol, C., & Thai-Van, H. (2011). Co-morbidity of APD and reading disabilities. *Current Pediatric Reviews*, 7 (3), 227-240.

Young, M.L. *Recognizing and Treating Children with Central Auditory Processing Disorders (CAPD White Paper)*. www.

scilearn.com/alldocs/mktg/10035-952MYoung-CAPD.pdf.

Wright BA, Bowen RW, Zecker, SG (2000). Nonlinguistic perceptual deficits associated with reading and language disorders. *Current Opinion in Neurobiology* 10 (4):482-486.

Whitton JP and Polley DB. (2011) Evaluating the perceptual and pathophysiological consequences of auditory deprivation in early postnatal life: A comparison of basic and clinical studies. *JARO-J Assoc Res Oto* 12 (5): 535-546.

Wilson, W. J., Arnott, W., & Henning, C. (2013). A systematic review of electrophysiological outcomes following auditory training in school-age children with auditory processing deficits. *International Journal of Audiology,* 52 (11), 721-730.

Zanichelli L and Gil D. (2011) Percentage of consonants correct (PCC) in children with and without hearing impairment. *Jornal Da Sociedade Brasileira De Fonoaudiologia* 23 (2):107-113.

●

Παράρτημα

Ερωτηματολόγιο Διαταραχών Ακουστικής Επεξεργασίας για παιδιά

Δρ. Βασιλική Ηλιάδου

Επίκουρη Καθηγήτρια

Ψυχοακουστικής Ιατρικής Σχολής Α.Π.Θ.

Όνομα παιδιού …
Ηλικία (χρονών) … … … … … … … … ….(μηνών) … … … … … … … …..
Ημερομηνία συμπλήρωσης … … … … … … … … … … … … … … … …
Όνομα ατόμου που συμπληρώνει το ερωτηματολόγιο
 …
Συγγένεια με το παιδί.… … … … … … … … … … … … … … … … … …

Οδηγίες

Το ερωτηματολόγιο αυτό είναι για παιδιά ηλικίας 7 ετών και άνω. Απαντήστε σε όλες τις ερωτήσεις συγκρίνοντας το παιδί με παιδιά της ίδιας ηλικίας. Τα περισσότερα παιδιά μέχρι και την ηλικία των 12 ετών εμφανίζουν δυσκολία στην κατανόηση οδηγιών σε θόρυβο. Κάποια από αυτά μπορεί να εμφανίζουν μεγαλύτερη δυσκολία από τα υπόλοιπα. Απαντήστε τις ερωτήσεις κρίνοντας αν το παιδί αυτό έχει μεγαλύτερη δυσκολία από τα άλλα παιδιά σε κάθε μια από τις συνθήκες που παρουσιάζονται στο ερωτηματολόγιο.

Κυκλώστε έναν αριθμό για κάθε μία από τις 36 ερωτήσεις. Κάθε ερώτηση έχει 7 επιλογές.

+1   σημαίνει μικρότερη δυσκολία

3   σημαίνει ίδιο βαθμό δυσκολίας

-1   σημαίνει ελαφρώς μεγαλύτερη δυσκολία

-2   σημαίνει μεγαλύτερη δυσκολία

-3   σημαίνει αρκετά μεγαλύτερη δυσκολία

-4   σημαίνει σημαντικά μεγαλύτερη δυσκολία

-5   σημαίνει δεν μπορεί να λειτουργήσει καθόλου

Μετά από κάθε ομάδα ερωτήσεων υπάρχει χώρος για να κάνετε κάποιο σχόλιο αν το επιθυμείτε.

Συνθήκες ακρόασης

Θόρυβος. Αν ακούει σε ένα δωμάτιο με θόρυβο από τηλεόραση, μουσική, άλλα άτομα που μιλούν, παιδιά που παίζουν κ.α. αυτό το παιδί έχει δυσκολία στο να ακούσει και να καταλάβει όταν συγκριθεί με άλλα παιδιά της ίδιας ηλικίας.

1) Όταν προσέχει

+1 0 -1 -2 -3 -4 -5

2) Όταν πρέπει να απαντήσει σε μια ερώτηση

+1 0 -1 -2 -3 -4 -5

3) Όταν του δοθούν απλές-σύντομες οδηγίες

+1 0 -1 -2 -3 -4 -5

4) Όταν του δοθούν πολύπλοκες οδηγίες

+1 0 -1 -2 -3 -4 -5

5) Όταν δεν προσέχει

+1 0 -1 -2 -3 -4 -5

6) Όταν πραγματοποιεί και άλλες δραστηριότητες, π.χ. ζωγραφίζει, διαβάζει

+1 0 -1 -2 -3 -4 -5

7) Όταν βρίσκεται με ομάδα παιδιών

+1 0 -1 -2 -3 -4 -5

Σχόλιο

Ησυχία. Αν ακούει σε ένα ήσυχο δωμάτιο (όπου μπορεί να υπάρχουν και άλλα άτομα χωρίς όμως να κάνουν φασαρία) αυτό το παιδί έχει δυσκολία στο να ακούσει και να καταλάβει όταν συγκριθεί με άλλα παιδιά της ίδιας ηλικίας.

1) Όταν προσέχει

+1 0 -1 -2 -3 -4 -5

2) Όταν πρέπει να απαντήσει σε μια ερώτηση

+1 0 -1 -2 -3 -4 -5

3) Όταν του δοθούν απλές-σύντομες οδηγίες

+1 0 -1 -2 -3 -4 -5

4) Όταν του δοθούν πολύπλοκες οδηγίες

+1 0 -1 -2 -3 -4 -5

5) Όταν δεν προσέχει

+1 0 -1 -2 -3 -4 -5

6) Όταν πραγματοποιεί και άλλες δραστηριότητες, π.χ. ζωγραφίζει, διαβάζει

+1 0 -1 -2 -3 -4 -5

7) Όταν βρίσκεται με ομάδα παιδιών

+1 0 -1 -2 -3 -4 -5

Σχόλιο

Ιδανικές συνθήκες. Αν ακούει σε ένα ήσυχο δωμάτιο, χωρίς άλλα ερεθίσματα που να του αποσπούν την προσοχή, πρόσωπο με πρόσωπο και βλέποντας τον ομιλητή αυτό το παιδί έχει δυσκολία στο να ακούσει και να καταλάβει όταν συγκριθεί με άλλα παιδιά της ίδιας ηλικίας.

1) Όταν πρέπει να απαντήσει σε μια ερώτηση

+1 0 -1 -2 -3 -4 -5

2) Όταν του δοθούν απλές-σύντομες οδηγίες

+1 0 -1 -2 -3 -4 -5

3) Όταν του δοθούν πολύπλοκες οδηγίες

+1 0 -1 -2 -3 -4 -5

Σχόλιο

Πολλαπλά ερεθίσματα. Αν σε συνδυασμό με το ό,τι ακούει, υπάρχει και κάποιο άλλο ερέθισμα (οπτικό, αφής, κ.α.), αυτό το παιδί έχει δυσκολία στο να ακούσει και να καταλάβει όταν συγκριθεί με άλλα παιδιά της ίδιας ηλικίας.

1) Όταν ακούει και βλέπει το πρόσωπο του ομιλητή

+1 0 -1 -2 -3 -4 -5

2) Όταν ακούει και διαβάζει από μέσα του καθώς ένα κείμενο διαβάζεται για όλη την τάξη από την δασκάλα

+1 0 -1 -2 -3 -4 -5

3) Όταν ακούει και παρακολουθεί τον δάσκαλο να ζωγραφίζει κάτι στον πίνακα ή να δείχνει κάτι σε διαφάνειες ή μεγάλες κάρτες

+1 0 -1 -2 -3 -4 -5

Σχόλιο

Ακουστική μνήμη. Αν πρέπει να ανακαλέσει πληροφορίες που του δόθηκαν με προφορικό λόγο, αυτό το παιδί έχει δυσκολία στο να ακούσει και να καταλάβει όταν συγκριθεί με άλλα παιδιά της ίδιας ηλικίας.

1) Να ανακαλέσει αμέσως πληροφορίες, όπως λέξεις, ορθογραφία, αριθμούς

+1 0 -1 -2 -3 -4 -5

2) Να ανακαλέσει αμέσως απλές οδηγίες

+1 0 -1 -2 -3 -4 -5

3) Να ανακαλέσει αμέσως πολύπλοκες οδηγίες

+1 0 -1 -2 -3 -4 -5

4) Όχι μόνο υπάρχει δυσκολία στο να ανακαλέσει πληροφορίες, αλλά έχει δυσκολία και στο να ανακαλέσει την σειρά με την οποία ειπώθηκαν ή πρέπει να γίνουν

+1 0 -1 -2 -3 -4 -5

5) Όταν πρέπει να ανακαλέσει πληροφορίες μετά από τουλάχιστον 1 ώρα (λέξεις, ορθογραφία, αριθμούς)

+1 0 -1 -2 -3 -4 -5

Υποκατηγορία	Αρχική τιμή	Διαίρεση με	Μέσος όρος
Θόρυβος		7	
Ησυχία		3	
Ιδανικές συνθήκες		3	
Πολλαπλά ερεθίσματα		3	
Μνήμη		8	
Προσοχή		8	
Σύνολο		36	

1) Όταν πρέπει να ανακαλέσει απλές οδηγίες μετά από τουλάχιστον 1 ώρα

+1 0 -1 -2 -3 -4 -5

2) Όταν πρέπει να ανακαλέσει σύνθετες-πολύπλοκες οδηγίες μετά από τουλάχιστον 1 ώρα

+1 0 -1 -2 -3 -4 -5

3) Όταν μεσολαβεί μία ημέρα ή και περισσότερες

+1 0 -1 -2 -3 -4 -5

Σχόλιο

Χρόνος προσοχής σε ακουστικά ερεθίσματα. Ανάλογα με τον χρόνο που απαιτείται από το παιδί να παρακολουθήσει, αυτό το παιδί έχει δυσκολία να ακούσει με προσοχή όταν συγκριθεί με άλλα παιδιά της ίδιας ηλικίας.

1) Όταν πρέπει να ακούσει με προσοχή για λιγότερο από 5 λεπτά

+1 0 -1 -2 -3 -4 -5

2) Όταν ο χρόνος που πρέπει να ακούσει είναι 5-10 λεπτά

+1 0 -1 -2 -3 -4 -5

3) Όταν πρέπει να ακούσει για πάνω από 10 λεπτά

+1 0 -1 -2 -3 -4 -5

4) Όταν ακούει σε ένα ήσυχο δωμάτιο

+1 0 -1 -2 -3 -4 -5

5) Όταν ακούσει σε ένα δωμάτιο με θόρυβο

+1 0 -1 -2 -3 -4 -5

6) Όταν ακούει μόλις ξυπνήσει το πρωί

+1 0 -1 -2 -3 -4 -5

7) Όταν ακούει λίγο πριν πάει να κοιμηθεί το βράδυ

+1 0 -1 -2 -3 -4 -5

8) Όταν ακούσει σε ένα δωμάτιο και υπάρχουν άλλα παιδιά ή το αγαπημένο του παιχνίδι

+1 0 -1 -2 -3 -4 -5

Σχόλιο

Πηγές

Use of CHAPPS in a children's audiology clinic W. Smoski, 1990, *Ear and Hearing*, 11(5 Suppl.), pp. 53S-56S.

Psychometric evaluation of children with APD: comparison to a normal and a clinical non APD group. V. Iliadou, DE Bamiou, J Speech Lang Hear Res. 2012 Jan 9.

Οδηγίες για αξιολόγηση ερωτηματολογίου

1. Συμπληρώστε το άθροισμα των αποτελεσμάτων κάθε υποκατηγορίας (όλες οι υποκατηγορίες είναι 6 στο σύνολο) στην αρχική τιμή (πρώτη στήλη). Προσοχή στα πρόσημα (+ ή -) κατά την πρόσθεση.

1. Διαιρέστε το αποτέλεσμα κάθε υποκατηγορίας από την αρχική τιμή με τον συνολικό αριθμό των ερωτήσεων στην εν λόγω υποκατηγορία και έχετε τον μέσο όρο.

1. Η συνολική αρχική τιμή του ερωτηματολογίου είναι το άθροισμα των αρχικών τιμών των υποκατηγοριών και ο συνολικός μέσος όρος είναι το άθροισμα των μέσων όρων κάθε υποκατηγορίας.

Σύνολο Αρχικών Τιμών

Φυσιολογικές τιμές

(από +36 έως και -11)

Παιδιά ύποπτα για ΔΑΕ

(από -12 έως και -130)

Μέσος όρος ανά υποκατηγορία <-1 παιδιά ύποπτα για ΔΑΕ

Ευρετήριο

Διαταραχές Ακουστικής Επεξεργασίας σε παιδιά με μαθησιακές δυσκολίες ή/και νευροαναπτυξιακές διαταραχές

Δρ. Βασιλική Ηλιάδου
Επίκουρη Καθηγήτρια Ψυχοακουστικής ΑΠΘ

Η κοινή αντίληψη για τα παιδιά με προβλήματα ακοής συνίσταται στη θεώρηση τους ως βαρήκοα ή κωφά, δηλαδή στον εντοπισμό του προβλήματος αποκλειστικά στο αντιληπτικό κομμάτι της ακουστικής λειτουργίας. Ωστόσο, τις τελευταίες δύο δεκαετίες έχει αναπτυχθεί αλματωδώς η δυνατότητα εντόπισης παιδιών με φυσιολογική ακοή, όπως προκύπτει από τη μέτρηση τους με το κλασικό ακουόγραμμα και ταυτόχρονα σημαντικά προβλήματα ακουστικής αντίληψης σε πραγματικές συνθήκες. Με τον όρο "πραγματικές συνθήκες" αναφερόμαστε στην καθημερινή δραστηριότητα του παιδιού σε θορυβώδη περιβάλλοντα, όπως η σχολική τάξη.

Η πλέον σύγχρονη έρευνα στην Παιδοακουολογία, αναδεικνύει την ύπαρξη παιδιών με Διαταραχή Ακουστικής Επεξεργασίας με κύριο χαρακτηριστικό φυσιολογική ακοή, αλλά και ελαττωμένη αντίληψη των ήχων και ιδίως της ανθρώπινης ομιλίας σε περιβάλλον με ανταγωνιστικούς ήχους πχ. θόρυβος τάξης. Πολλά από τα παιδιά με ΔΑΕ παρουσιάζουν επιπλέον διαταραχές όπως η δυσλεξία, η διαταραχή ελλειμματικής προσοχής και υπερκινητικότητας, το φάσμα του αυτισμού και η ειδική γλωσσική διαταραχή. Κατά κανόνα αυτά τα παιδιά αντιμετωπίζονται για τις ήδη γνωστές διαταραχές και δυσκολίες, ενώ ταυτόχρονα διαφεύγει της διαγνωστικής προσοχής και αντιμετώπισης η Διαταραχή Ακουστικής Επεξεργασίας. Με αυτό τον τρόπο δεν αντιμετωπίζεται το πλήρες φάσμα των προβλημάτων αυτών των παιδιών.

Το παρόν βιβλίο αποτελεί την *πρώτη επιστημονική προσπάθεια στην ελληνική γλώσσα να γίνει γνωστή η ΔΑΕ.* Αποτελεί αποτέλεσμα της δεκάχρονης λειτουργίας του Ιατρείου Ψυχοακουστικής του Τομέα Νευροεπιστημών του Αριστοτέλειου Πανεπιστημίου Θεσσαλονίκης υπό την επίβλεψη της Επικ. Καθηγήτριας κ. Β. Ηλιάδου. Το Ιατρείο Ψυχοακουστικής είναι το μοναδικό ανάλογο ιατρείο στον ελλαδικό χώρο. Επιπλέον, βρίσκεται σε στενή συνεργασία με Πανεπιστήμια των ΗΠΑ και της Μεγ. Βρετανίας.

Χαρακτηριστικό του βιβλίου αποτελεί η προσήλωση στη διεπιστημονικότητα. Η επιστήμη πλέον προωθείται από ομάδες ερευνητών που συνδυάζουν αρμονικά διαφορετικούς τομείς γνώσης και όχι από μεμονωμένες διάνοιες. Για αυτό το λόγο προσκλήθηκαν ως συγγραφείς επιστήμονες από το χώρο της ΩΡΛ-Παιδοακουολογίας, Λογοθεραπείας, Ειδικής Αγωγής και Ψυχιατρικής. Καταβλήθηκε ιδιαίτερη προσπάθεια αφενός να καλυφθούν συγκεκριμένες ανάγκες ειδικοτήτων και αφετέρου να σχηματιστεί μια ενιαία αντίληψη για τις ΔΑΕ. Κάθε κεφάλαιο γράφτηκε σε απλή και κατανοητή γλώσσα και η εξειδικευμένη ορολογία επεξηγείται αυτοτελώς. Στο τέλος κάθε ενότητας-κεφαλαίου παρατίθενται ερωτήσεις για περαιτέρω προβληματισμό. Στόχος των ερωτήσεων δεν είναι μόνο η εμπέδωση της γνώσης, αλλά κυρίως ο προβληματισμός για το πόσα ερωτήματα περιμένουν απάντηση και πόσο η καθημερινή επαγγελματική πρακτική μπορεί να διαφέρει από την καταγεγραμμένη θεωρία.

Ευχόμαστε κάθε επιτυχία στη διάγνωση και θεραπεία των παιδιών με ΔΑΕ στα οποία αφιερώνεται το βιβλίο μας.

Για τη συγγραφική ομάδα
Δρ. Βασιλική Ηλιάδου
Επίκουρη Καθηγήτρια Ψυχοακουστικής ΑΠΘ